Uma história *borderline*
EM BUSCA DA SOBREVIVÊNCIA

Editora Appris Ltda.
1.ª Edição - Copyright© 2022 do autor
Direitos de Edição Reservados à Editora Appris Ltda.

Nenhuma parte desta obra poderá ser utilizada indevidamente, sem estar de acordo com a Lei nº 9.610/98. Se incorreções forem encontradas, serão de exclusiva responsabilidade de seus organizadores. Foi realizado o Depósito Legal na Fundação Biblioteca Nacional, de acordo com as Leis n.os 10.994, de 14/12/2004, e 12.192, de 14/01/2010.

Catalogação na Fonte
Elaborado por: Josefina A. S. Guedes
Bibliotecária CRB 9/870

O391h 2022	Oidíme, Amil Azuos Uma história borderline : em busca da sobrevivência / Amil Azuos Oidíme. - 1. ed. -Curitiba : Appris, 2022. 141p. ; 21 cm. ISBN 978-65-250-2544-5 1. Ficção brasileira. 2. Transtorno – Personalidade. 3. Sobrevivência. I. Título. CDD – 869.3

Editora e Livraria Appris Ltda.
Av. Manoel Ribas, 2265 – Mercês
Curitiba/PR – CEP: 80810-002
Tel. (41) 3156 - 4731
www.editoraappris.com.br

Printed in Brazil
Impresso no Brasil

Amil Azuos Oidíme

Uma história *borderline*
EM BUSCA DA SOBREVIVÊNCIA

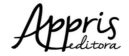

FICHA TÉCNICA

EDITORIAL	Augusto V. de A. Coelho
	Marli Caetano
	Sara C. de Andrade Coelho
COMITÊ EDITORIAL	Andréa Barbosa Gouveia - UFPR
	Edmeire C. Pereira - UFPR
	Iraneide da Silva - UFC
	Jacques de Lima Ferreira - UP
ASSESSORIA EDITORIAL	Manuella Marquetti
REVISÃO	Mateus Soares de Almeida
PRODUÇÃO EDITORIAL	Isabela Bastos
DIAGRAMAÇÃO	Bruno Ferreira Nascimento
CAPA	Yohander Beleño Perez
COMUNICAÇÃO	Carlos Eduardo Pereira
	Karla Pipolo Olegário
LIVRARIAS E EVENTOS	Estevão Misael
GERÊNCIA DE FINANÇAS	Selma Maria Fernandes do Valle

A todos os profissionais da saúde,
indispensáveis no diagnóstico e tratamento.

Agradecimentos

Primeiramente a Deus, que é o criador e guardião da vida.

Aos leitores, os quais, ainda que indiretamente, no mais longínquo do vosso existir, fazem-me pensar com mais emoção que flui nas entrelinhas, a fim de tocar os corações e aguçar o entendimento intelectual acerca do tema.

Ao Matheus Ernandes Monteiro, que me deu forças quando me vi fraco.

Ao Edynaldo Bráulio Santos, pessoa importante na construção desta obra.

Ao Victor Raines, pelo apoio, mesmo morando tão longe.

Ao Juninho da "TV", que sempre é o primeiro a ler com entusiasmo tudo que escrevo.

Ao Ronaldo Barbosa, um grande entusiasta da vida.

Ao Yohander Beleño Perez, que me deu todo incentivo para a conclusão desta obra.

A todos da minha família, que, de maneira geral, contribuíram para que esta obra se concretizasse. Em especial, ao meu irmão mais velho, que foi o responsável por me apresentar o caminho das pedras ao me engajar no mundo dos livros e a rabiscar os primeiros rascunhos ainda na infância, ele que fora um paradoxo: meu *algoz* e *anjo*.

Viver é sofrer e sobreviver
é encontrar um significado no sofrimento.

(Friedrich Nietzsche)

Apresentação

A mente, ou a vida, prega-nos uma peça constante, em que nunca sabemos se estaremos nela inseridos como coadjuvantes ou protagonistas; ninguém fica de fora desse teatro da vida real. É preciso que aprendamos a lidar com o diferente, respeitar a diversidade e aprender com o que nos é dado como conteúdo novo. Estaremos, assim, exercendo nossa empatia e senso de humanidade nas relações uns com os outros. Esta história é inspirada em acontecimentos reais com uma pitada de ficção. Francisco, o personagem principal, parecia ter seu destino selado. A perda precoce do pai fez com que sua vida fosse o que ousaria chamar de um inferno em construção. Desprovido de afetos, o garoto vai se desenvolvendo do jeito que pode, passando por caminhos tortuosos que gera em si insegurança e medo. Apenas o tempo era seu verdadeiro parceiro, e tudo que ele fez foi aproveitar para ir atrás dos seus sonhos, mesmo sem entender o seu jeito tão peculiar de ser e de viver no mundo, travando tantas batalhas internas. A ponto de tentar o *suicídio*, resolve ir a um profissional, buscar o entendimento, um diagnóstico que justificasse tamanho sofrimento. Não bastasse isso, depara-se com sua descoberta sexual, vivendo o dilema do noivado com Rebeca e um encontro inesperado com Guilherme, seu aluno da faculdade, por quem passa a nutrir uma paixão. Este romance promete mexer com nossas experiências enquanto humanos, conflitar nossas sensações ao observarmos no personagem todos aqueles sintomas, retratando para nós como é de fato a vida de alguém que guarda dentro de si um vulcão que abranda, mas nunca se apaga. Uma leitura indicada para o público amplo, com ênfase para os que curtem temas da Psicologia, inclusive por permitir que o leitor faça a análise do conjunto da obra, buscando indícios de outros transtornos inerentes a cada personagem, ou até mesmo identificando-se com eles, bem como com alguém do seu convívio, uma vez que nunca sabemos tudo sobre nossos arredores. Esta obra ainda serve como um grande alerta, uma vez que o inimigo pode ser o rapaz do prédio ao lado.

Valdeci S. Lima

Prefácio

Uma história borderline: em busca da sobrevivência, intrigante e icástica obra do versado escritor Amil Azuos Oidíme, é de pujante e irredutível arrojo e acrescenta à cultura literária do nosso país seu entusiasmo e legado distintivos. A ingenuidade e a delicadeza com que o autor permeia as linhas deste romance cativam-nos a permanecer com as velas içadas na leitura até conclusa a fascinante trama. É iminente o perigo, haja vista que, após sua leitura, ser-nos-á cerceada a condição de permanecermo-nos fleumáticos, inertes. O nosso estado de ânimo será alterado com um efeito irremissível de sinestesia, que chegaremos em um ponto a ponderar que estamos amarrados à obra, à sensação sadia por ela provocada. Ao se assentar em nosso intrínseco, desarranja. Portanto, é belicosa.

Azuos Oidíme presenteia-nos com este grande achado, ao contar a história truncada do personagem *borderline*, Chico, que, em sua odisseia, depara-se com inúmeros conflitos. Identificamo-nos com o professor universitário, posto que sua história não somente é espelho da realidade de outras pessoas que convivem com o transtorno, mas também reflete a realidade de muitos jovens que perderam algum ente do grupo familiar, tendo que sacrificar sua infância para lidar com as questões de "gente grande", banhadas de inseguranças e um sentimento de rejeição, como o personagem fez em seu trabalho no campo ajudando seus irmãos para subsídio familiar. Outrossim, por sua vez, o romance trabalha questões relativas à aceitação da sexualidade humana, tema ainda discutido com muito preconceito na atualidade. Não trata apenas do Transtorno *Borderline* em si, mas de vários conflitos de identificação: de um inferno pessoal.

Como entusiasta desta obra do queridíssimo Azuos Oidíme, tendo em vista que uma parcela da sua vida está retratada como fora um dia, li-a me perguntando o que de sua vida real constitui o enredo deste bem-apessoado texto. Um mistério, talvez.

Matheus Monteiro
Letrólogo (Fael-PR)

Sumário

CAPÍTULO I
NASCIMENTO E MORTE...19

CAPÍTULO II
SEGUINDO EM FRENTE..27

CAPÍTULO III
VIDA DE ÓRFÃOS...29

CAPÍTULO IV
ADOLESCENTE REBELDE..35

CAPÍTULO V
PAUSA PARA ALCANÇAR A RESILIÊNCIA..............................37

CAPÍTULO VI
VOANDO SOZINHO...41

CAPÍTULO VII
DOCE TEMPESTADE..46

CAPÍTULO VIII
CAFÉ COM REBECA...70

CAPÍTULO IX
A FESTA..75

CAPÍTULO X
SINAIS DE UMA CRISE...84

CAPÍTULO XI
O RAPAZ DO PREDIO AO LADO...91

CAPÍTULO XII
NEGANDO A REALIDADE...101

CAPÍTULO XIII
INFERNO DENTRO DE MIM...105

CAPÍTULO XIV
RESSIGNIFICANDO A VIDA...126

CAPÍTULO XV
REBECA EM APUROS...130

A vida é uma poesia que acontece em linhas tortas, com episódios obscuros, obscenos, que nos conduzem à morte.

(Valdeci S. Lima)

CAPÍTULO I

NASCIMENTO E MORTE

Novembro de 1974, um dia ensolarado, daqueles em que o sol "tá de estourar mamona no galho", como dizem os mineiros. Inicialmente, os fatos se passam nas redondezas de uma pacata cidade do interior de Minas Gerais. A casa está movimentada com a correria das crianças mais velhas. Eram quatro: dois meninos e duas meninas, e havia uma pequena diferença de idade entre eles, tendo o mais velho nove anos.

No quarto, ouvia-se o choro de uma criança recém-chegada ao mundo — era o mais novo integrante da família sendo recebido pelas mãos de Lurdes, uma vizinha, parteira da região, que, por sorte, além de vizinha era também amiga da família. Agora, somam-se cinco crianças.

O pai, Emídio, estava na labuta da roça, carpindo a plantação de feijão. Sobrevinha a sensação de que a colheita seria farta nesse ano. De repente, os gritos agudos do primogênito rompiam entre as folhagens viçosas como o vento soprando sobre o campo o ar puro de ressignificação, de mutação, para avisar a chegada do caçula. Emídio lança o olhar em direção à casa, na qual, translúcido e ímpar, nascera o filho, joga a enxada, com a qual carpia o mato, no chão e, olhando para o céu, agradece a Deus pela chegada de mais um membro na família. Como se quatro já não fosse o suficiente, quis, então, o quinto. Como se Deus tivesse responsabilidade sobre isso.

Na verdade, nunca acreditei nessa história de amor à prole, mas, depois de um tempo vivido, minha crença se fechou se pautando sobre a ideia de necessidade: filhos a mais, escravos dos pais. Talvez não fosse igual em todas as famílias, porém, por minha ótica, a maioria se apresenta assim. Mas o que é o amor? Como definir e distribuí-lo aos filhos? Se não pode dar ao menos afeto, por que tê-los? Depois, ainda faço questão de falar com meus botões, que insistem em repetir que afetos não saciam a fome de comida, e o contrário também é verdadeiro. É preciso que ambos estejam à "mesa". Meu pai não pensava nisso, a despeito de ser mais afetuoso. Era também revestido de grande religiosidade, amante da oração do rosário.

Embora, aqui, não seja o foco, questiono a possibilidade de um mundo espiritual. Penso que é mais uma invenção revestida de uma aproximação de controle, só para enganar os fracos e pobres, apesar dos mais abastados terem também suas crendices.

Dentro de mim, existem vários mundos que eu não consigo decifrar. Esses mundos não são um espetáculo de cores... só um pouco e raríssimas vezes. Na maior parte do tempo, o que vejo é cinza. Sim! Cinza. Não é minha cor favorita, mas é assim que vejo o mundo e não me lembro de tê-la na minha seleção de cores. Presumo que ela nasceu comigo, que sempre esteve escondia bem lá dentro, e que só me daria conta disso à medida que eu fosse crescendo e os confrontos fossem se mostrando inevitáveis.

Alguns colegas falam que preciso viver mais, ir a eventos, conhecer novas pessoas. Como se estivéssemos condicionados à vida alheia. Não vejo, nem ajo assim, mas tenho os meus sentimentos. Quando amo, amo exageradamente. Se me apaixono, faço-o loucamente, bem como, às vezes, com ou sem gatilho, sou tomado por um sentimento de raiva que me impulsiona a fazer coisas. Chego a ponderar que estou condicionado também ao alheio. Porém, sou abstrato demais para ter essa certeza. E também já me custa caro os apertos constantes na garganta como se alguém me enforcasse. Viver é um dilema terrível, nunca sei discernir ao certo meus sentimentos, por senti-los demais ou de menos.

É verdade também que não tenho certeza se, quando sinto, é paixão ou amor, estou sempre anestesiado por um ou pelo outro. Mas e a ira? Essa sim, sei bem a diferença. Isso também me gera um sofrimento inimaginável, meus caros. Na verdade, nem consigo ver o meu rosto no espelho, estou sempre com uma visão borrada, deturpada de mim mesmo e é bem isso que parece direcionar meu comportamento diante da minha turbidez nesse mundo.

Às vezes, sou tomado por acontecimentos dentro de mim que me permitem em frações de segundos experimentar a felicidade. Isso deixa a vida, ainda que por poucos segundos, um pouco mais atraente e menos meticulosa. A vida se apresenta menos ridícula, e eu também, o tempo todo, assim me sinto. Então, vou caminhando estrada a dentro, na minha escuridão interminável, esperando que isso tudo um dia acabe, ou, caso uma luz não ressurja, encorajar-me-ei a pôr, eu mesmo, um fim. Por enquanto, a única luz é a chama *desse inferno* até então *indecifrável*, que queima aqui dentro.

Posso dizer que tenho sorte. Apesar de não receber os mesmos aconselhamentos e direcionamentos dos letrados, nasci com uma virtude que me faz ter um leve e efêmero gosto por estar vivo, uma vez que me tira da realidade. A literatura enaltece, leva-me a lugares, os quais não sei se, efetivamente, existem ou se são construções fantasiosas que desabrocham quando debruço-me sobre uma história. Leio muito, escrevo, componho ou cantarolo músicas que exalam cheiro de morte. É o meu jeito de ser no mundo.

Nunca entendo o porquê dessa vontade constante de tirar minha própria vida. Eventualmente, sou tomado por esse sentimento negativo, todavia, lepidamente, assenta-se sobre meus pensamentos e aprecio a concepção de que sou novo demais para essa peripécia. Em outros momentos, simplesmente recai-me uma vontade de não existir, de não continuar existindo, diferente do desejo de morte. É confuso! Não consigo distinguir ao certo uma coisa da outra. O tempo todo, vivo uma sensação de não pertencer a este mundo nem a mim mesmo, sempre tenho a intuição de algo que está por vir, por conquistar, não sei o que é, apenas identifico um enorme vazio na minha existência, preenchida por um universo que também se fragmenta comigo. Isso continua intrincado, ao menos, para mim, é-o.

Aos pais, imputo a culpa pela vida dos filhos. Se não fosse o desejo miserável e primitivo do sexo, atrelado a uma vida indesejada, os sentimentos ruins também já teriam se extinguido, deixando para os bons a possibilidade de continuarem perpetrando o gene do bem. Ouso julgar que os genes do amor deveriam irromper no tempo, na existência humana. Mas, como saber quem é quem para que se possa fazer a seleção e junção da genética perfeita? Essa é uma questão bem complexa, que não implica tão somente a genética. Além desse fator, envolve também o meio, no qual estão inseridos elementos que fogem à égide dos pais. Então, caímos no labirinto, condenados a sermos quem somos.

Oportunamente, as pessoas me perguntam por que sorrio tão pouco. Certamente, não tenho um semblante carrancudo, pelo menos não sempre. Quisera eu, Deus ter tido uma escolha mais elaborada ao decidir a quem daria o título de humanos. Não me parece justo considerando a forma com que lidamos com o mundo.

Viver dói. Sofrer, a meu ver, é o destino. Honestamente, nada me faz sentido. Sorrir, penso que é coisa de gente boba, coisa torpe. Julgo a mesma coisa sobre o amor. Apesar de estar narrando isso hoje, mal sabe você que vivo tudo isso em milésimos de segundos. Sim! Está acontecendo agora e, assim, são todos os dias, do riso amarelado ao choro pungente, do amor delirante ao ódio que dilacera, da calmaria do mar a tsunamis, um paradoxo. São fatos que me tiram a paz e inquietam-me a alma. Ah! Não posso deixar de dizer como sou por dentro: um verdadeiro vulcão, ora aceso, ora adormecido, mas, em quaisquer das alternativas, provocam-me ou me corroem.

Tenho hoje doze anos. Faço o registro de minha infância porque busco entender minha existência nefasta. Eu deveria estar brincando. Adoro futebol, é algo que gosto de verdade, sou ótimo no que faço, principalmente driblar os meninos da escola.

Quando um deles se arrebenta no chão, dá-me uma sensação de "eu posso!", sinto-me alguém. Nesse momento, sou jogador de futebol. Sim! Eu sou. Ademais, repentinamente, volto a ser tudo e nada, majoritariamente o nada impera e subvenciona meu ânimo, evidenciando o esquisito da escola primária.

Eu não deveria estar com essa ferramenta nas mãos, ela é muito pesada para minha pouca idade, mas em casa é assim: para comer, tem que trabalhar. Isso, não por necessidade do alimento, mas pela compensação do trabalho alheio em adquiri-lo.

Aproveito meus dias árduos para fazer minhas indagações, enquanto estou carpindo a erva daninha que insiste em crescer, definhando a plantação de milho ainda vistosa, que anseia por cuidados. Não tem como segurar os pensamentos, eles são persistentes, o cérebro parece uma máquina de datilografar, sinto, lá dentro da minha cabeça, pequenas pancadas como se fossem as batidas incessantes de uma mão pesada manuseando o teclado, ou de um martelo de carpinteiro martelando, sequiosamente, o prego na madeira de seu ofício. Assim é minha cognição, minhas emoções.

Minha cabeça poderia estar sendo ocupada com outras coisas, por outros pensamentos que não fossem o sentido da vida ou as surras que sofro ou presencio das minhas irmãs mais velhas, quase todos os dias. Elas também trabalham muito, tanto em casa quanto na roça. É muita coisa, mas segundo eles, os mais velhos, somos grandes o suficiente para fazê-lo.

Minha mãe se casou "forçosamente" (naquela época, década de 70, uma mulher criando os filhos sozinha seria vista como messalina) e meus tios não queriam esse título para ela. Apesar de tolerar-se viúva e solitária por seis anos com sua honra imaculada, não foi o bastante para eles. Então, casou-se com aquele cujas mãos moldaram o caixão do meu pai.

Não posso deixar de falar sobre o tormento que tenho vivido ao saber, há poucos dias, que ele também fora anfitrião no velório daquela noite obscura. Causa-me arrepios e uma dor na alma o fato de voltar no tempo — e só me cabe mesmo pelos meus poucos dias de vida por meio da imaginação fértil — e enxergar, por debaixo daquele móvel na sala, o olhar daquele homem que mirava o "presunto" no caixão aberto e ao grande "pedaço de carne" a ser devorado futuramente, agarrada ao recém-nascido, debaixo da mesa da sala. Talvez, por parte dele, já existisse interesse.

Faz-me refletir, como outrora, sobre o instinto selvagem e o desejo de procriação, próprios de animais, porém, aqui, refiro-me ao humano, a esse que futuramente seria o "chefe da minha família". Já digo nessa passagem que tal figura não passou de ilusão na minha formação. Não existiu afeto, nem mandos ou desmandos por parte dele, fora um ser ausente em todos os sentidos como figura de homem. Contudo, considero seu caráter ilibado e sua humildade, bem como a coragem que tinha para enfrentar um cabo de enxada ou do machado ao cortar a lenha.

Vamos voltar ao dia em que me tornei real neste mundo maculado por seres perversos, o dia do meu nascimento, o qual cito nas primeiras páginas passadas.

Dentro da casa, ainda no quarto, a parteira juntava, cuidadosamente, os lençóis ensanguentados, pois não queria assustar as outras crianças, meus quatro irmãos mais velhos. Abrindo a porta lentamente, ela pede para que todos saiam da sala, assim, não a veriam lavando o sangue dos forros de cama numa bacia grande cheia de água, que já havia sido preparada com antecedência. Emídio entra apressado e se depara com Lurdes de joelhos ao lado da bacia que estava vermelha de sangue. Pensou logo no pior. Homem ignorante. Não sabia ele que, para uma mulher parir, tem que se verter em sangue? Quisera eu que homens parissem, quiçá, ter-se-iam menos filhos jogados no mundo.

Diante da bacia ensanguentada, indaga a parteira:

— Aconteceu alguma coisa, senhora Lurdes?

A parteira apenas acena com a cabeça dizendo que não, mas, quando ele se aproxima da porta do quarto, ela o adverte:

— Acho mió o sinhô tomar um banho pra ver o seu menino. Ele é iguarzinho o sinhô, mas é molengo, frágil demais. Sei não se ele escapa, mas tá lá berrando igual fiote de cabra com fome.

— Um menino? Louvado seja! Vai se chamar Francisco, uma homenagem ao Santo.

— Coitadinho! Vai ser chamado de Chico, Chiquinho. Essas coisas que pobre gosta. Se fosse meu fio, ia chamar Kreison, mas não é meu. Já estou desocupando a bacia pro seu banho. O sinhô vai precisar aguentar mais um pouco.

— Está bem! Eu espero. Só quero olhar pra ele, senhora Lurdes. Depois, dar um beijo na minha esposa.

— O sinhô vai ter o resto da vida com o menino, então é mió tomar cuidado agora. Ele é só um pedacinho de gente que acabou de chegar no mundo. Nem pode abrir o zóinho pra te ver ainda, não. E tem que deixar esse quarto escuro pra não dar doença no zóio do menino... Pronto! Terminei de lavar. Joga a água fora e vai tomar seu banho, sinhô! Depois, pode só ver a criança, mas só ver mesmo, nada de pôr as mão nele. É perigoso passar doença. A gente num sabe o tanto de trem que tem nas mão da gente. Isso tudo pode matar uma criança que nasceu ainda agora... e não vai tossir nem espirrar dentro desse quarto... e sua muié também precisa descansar.

— Obrigado, senhora Lurdes! Deus bençoe a senhora. Só quero olhar nos olhos do meu garotinho.

Emídio sai apressadamente para tomar seu banho, não aguentando a curiosidade de conhecer o seu filho. Logo o sol se põe e toda a família estará reunida e feliz. A chegada do pequeno parecia ter multiplicado a alegria de tal forma que contagiava o ambiente. Lurdes avisa que vai fazer uma sopa de galinha. Isso é tradição no estado de Minas Gerais até os dias atuais, entre os mais antigos. A sopa seria para repor as forças da mãe e ajudar na lactação.

— Já matou a galinha? Preciso limpar pra fazer uma sopa bem forte que é pra ajudar no leite. Sua muié precisa tá forte e criança tem que comer. Por isso, ela tem que ter leite nos peito dela. Depois disso, tô indo pra casa. Se precisar, o sinhô pega o cavalo e sabe onde me achar, é um pulinho só e já tô chegando aqui outra vez.

— Está bem, senhora! Não se preocupe. Faça a sopa e pode deixar que eu mesmo a sirvo para minha esposa e as crianças. Vou selar o cavalo daqui a pouco para o caso de eu precisar da senhora. Até mais! Muito obrigado.

A sorte sorriu para a vida, no caso, para o meu nascimento. Todavia, para que isso ocorra, despede-se de outra. Meu destino parecia selado. Trinta e oito dias se passaram e Emídio, meu pai, em mais um dia de labuta, dessa vez fazendo a colheita do feijão, teve um ataque fulminante e se foi deste mundo, sozinho no meio do mato, sem poder se despedir ou dar um último beijo de adeus.

O típico terreno íngreme, nas lindas montanhas mineiras, não perdoou sua queda, fazendo seu corpo robusto escorregar violentamente, quase que em queda livre até cair dentro de uma pequena nascente, fonte de água a qual abastecia a família. O corpo seria, poucos minutos depois, encontrado pelo filho mais velho, que, em choque, corre desesperado pedindo por socorro.

Naquela tarde, a tristeza cobria o semblante de todos os que compareceram ao ato fúnebre, a maioria esmarrida. Meu pai parecia ser muito querido na região. À noite, quando a viúva enfim conseguiu sair do seu quarto, vai direto para a sala, onde estava o corpo exposto numa caixa de madeira bruta, feita de maneira artesanal, coisas daqueles tempos. Num canto da sala havia uma mesa sob a qual ela, agaturrada à cria recém-nascida, se enfia debaixo como um cão amedrontado. Tremia e chorava em sussurros baixos, granidos sufocados, premendo em seu colo a criança entanguida, que também chorava, mas de fome. A mulher estava em choque, seu leite secara, não podendo, assim, alimentar o recém-nascido.

O filho mais velho, cuja idade era nove anos, ficou encarregado de redarguir a todos, às inquirições e aos tantos sem noção e senso de humanidade que não aguentavam esperar para satisfazerem suas nefastas curiosidades sobre o fato, definhando ainda mais o pobre garoto, sem ter compaixão por seu estado de luto.

É certo que isso seria um traço marcante no desenvolvimento dessa criança que carregava consigo a atípica culpa e peso por ser, dentre todos, o mais velho.

CAPÍTULO II

SEGUINDO EM FRENTE

A vida seria bastante cruel conosco. Cabia à Cândida, a viúva, refazer-se como a fênix, e, assim, fê-lo. À mulher desprovida de afetos, também cabia o dever de seguir com suas crias, mesmo sem a ciência do que lhes aguardava adiante.

O tempo é o melhor amigo para alguns e pode ser o pior dos inimigos para outros. Proporciona conquistas e danos, toda nossa existência está atrelada a ele. Nossa única certeza é a de que somos consumidos por ele. Nunca sabemos o que o rolar dos ponteiros do relógio nos apronta ou para onde irá nos direcionar. Apenas sabemos que eles circulam e circulam, seja nos pulsos ou pendurados nas paredes das casas, num ciclo vicioso e repetitivo, as horas mensurando o tempo, certo de que, quando menos se espera, conquistamos ou perdemos algo. Assim é a vida real, uma somatória de ponteiros, rodando sem que os percebamos, subtraindo-nos a vida, esbranquiçando nossos cabelos. Podemos interromper quase tudo, inclusive a vida, salvo cessar o tempo.

A trajetória não seria fácil. A genitora para colocar comida na mesa lutava, diariamente, sob sol ou chuva, como fizera, exaustivamente, o falecido marido.

Meu pai não nos deixou muita coisa, além de um pedaço de terra, alguns cavalos e uma grande plantação de feijão. Quanto à terra, fora-me "negado" o direito de herança até os dias de hoje. Não sei por qual razão, não havia sido informado que minha parte ficara em juízo. Soube, anos mais tarde, que um tio ficou responsável pelos trâmites jurídicos. Embora, ao ato covarde praticado às escuras, devesse algumas linhas deste livro, torna-se irrelevante tal propositura, uma vez que o ocorrido se encontra deslindado.

De mais a mais, uma coisa estava certa: aquela mulher carrancuda e deprimida teria que encontrar mais forças sabe-Deus-onde, mas tinha que continuar. O trabalho pesado era sua responsabilidade. Talvez fosse melhor morrer, quiçá, levar junto os filhos. Seria uma tragédia em família. O plano já vinha sendo elaborado, sutilmente. É provável que, inconscientemente, talvez aconteça. Não se sabe até quando ela aguentará esse fardo da viuvez.

Às vezes, imagino como teria sido, mas não dá para continuar o raciocínio, uma vez que estaríamos todos mortos. Soa-me como algo bonito. Sim!... trágico também... quanta coisa nos seria poupada.

Não vejo a morte como algo ruim. Acreditar que ela é uma mudança, uma transferência de destino, consola-me nos momentos em que a única coisa que almejo é ela. E por ser assim, acredito que é um momento que merece ser comemorado. Afinal, é o auge da finalização terrena e se existe um outro plano, outro lugar, aguardaremos na sepultura, em paz, até o dia seguinte, quando a outra vida chegar.

Minha mãe já devia estar exausta com as intempéries da vida, com a peça que o destino lhe havia pregado. Não a culpo, afinal, ela também fora vítima das circunstâncias emplacadas pelo tempo. Seu rancor, sabe Deus por que tanto, era todo vertido sobre nós, principalmente, sobre os mais velhos. Ela sempre saía e nos deixava dormindo, ficando, ao mais velho, a incumbência de cuidar do caçula: fazer parar de chorar, dar mamadeira, essas coisas primárias, indispensáveis a um recém-nascido. Ela não deixou que nos faltasse alimento, contudo, nunca nos deu beijos de "bom dia" ou de "boa noite", afagos, o calor humano que emana de um corpo protetor e que estaria ali para as dificuldades, os assombros da vida, aquele mesmo calor corporal que causa a interconexão dos sentimentos, não aquele frio laço da existência.

CAPÍTULO III

VIDA DE ÓRFÃOS

Quisera eu ter tido a sorte de ser deixado ao relento, enquanto meus irmãos se aventuravam em alguma brincadeira, para que a morte viesse ao meu encontro. À vista disso, penso que eu não teria sido um peso para eles, bem como não sofreriam mais com minha existência.

Raramente víamos minha mãe. Ela trabalhava na roça, diuturnamente. Depois disso, costurava enxoval para crianças recém--nascidas, filhos ou filhas das mulheres conhecidas da redondeza. Portanto, tínhamos sua eterna ausência.

Ao lançar meu olhar em retrocesso, sobressai, em minha memória, uma lembrança vaga de um berço de madeira em um cômodo entre a cozinha e a sala, no qual espio a lamparina a querosene acesa e minha mãe com os pés no pedal da máquina de coser e seus olhos fitos num pedaço de pano. Não tenho lembranças do mesmo olhar com tamanha polidez e assiduidade em minha direção. Nossos olhares sempre estiveram desencontrados, em nenhum momento foram recíprocos.

Nossa educação não fora cortês. Os meninos eram repreendidos com uma cinta de couro ou mesmo com quaisquer objetos que lhes acertassem. Tinham que aprender a serem homens. As meninas não se diferenciavam muito quanto a forma de punição dos atos, estavam sujeitadas aos afazeres domésticos e a tecer em seus cernes a ideia de que serão submissas a seus maridos, seus donos.

Tempos difíceis aqueles, ficávamos à mercê da sorte, numa tristeza infindável, acumulando rancor, colecionando lágrimas. O que esperar do amanhã? Talvez, o veneno para ratos guardado cuidadosamente poria um fim a tudo aquilo. Mas crianças naquela idade não concluíam assim. Essas elucubrações mentais estavam por vir. No entanto, Cândida já havia pensado. As crianças perceberam, certo dia, que ela planejava algo. Com isso, nota-se o sofrimento, nessa constelação familiar.

Os relógios continuam a marcar o tempo, seus ponteiros nunca param. Com tantas dificuldades para encarar a vida na roça, é hora de pensar em mudar. O filho mais velho já havia se desprendido do seio materno. Não obstante, na ausência de afetos, Cândida sofreu a síndrome do ninho vazio. Meu irmão havia concluído o primário, aos doze anos, e foi morar com uma família na cidade vizinha a fim de continuar os estudos. Futuramente, tornar-se-ia um militar. O outro ficou com o avô materno na fazenda. Já as duas meninas e Francisco, o caçula, foram para a capital mineira, juntamente à mãe.

Para trabalhar como empregada doméstica, minha mãe se viu obrigada a deixar os três filhos que levara consigo com a irmã, em um bairro distante do qual trabalhava. Sua patroa não permitia a presença de crianças, contudo, poderia receber Francisco uma vez por mês, sendo essas visitas aos domingos, uma vez que só assim a presença do garoto não seria um estorvo.

Tenho vagas lembranças de um menino triste e solitário, sentado em um corredor entre a área de serviço e um muro alto. Era eu, o filho da empregada, esperando um sorriso, um abraço ou quem sabe um presente que nunca veio.

Nessa nova fase da vida, morava com meus primos e tios, com quem pude vivenciar coisas boas. Todavia, não fui poupado das mais terríveis humilhações. Um breve relato fará bem.

Certo dia, brincávamos na rua soltando pipa, "papagaio" como chamam os mineiros. Tinha cinco anos, eu era muito miúdo, mas já esperto, serelepe. Não consigo me recordar com nitidez e detalhes de quem me dava banhos, sei que alguém o fazia. Lembro-me, quanto ao fato que persigo em minha memória para narrar-lhes, caros leitores, que me senti num teatro cheio de espectadores, a mesma sensação que sinto agora, neste exato momento em que descrevo tal ocorrência individualizadora.

Havia uma casa em construção, uma varanda grande em frente à cozinha, à qual me retornava, tardiamente, depois das brincadeiras de rua. Ao centro da cozinha, em frente à porta de entrada, assentava-se uma bacia com água fria, e, ao lado, um sabonete pela metade. O episódio teve como plateia eufórica (à espreita, acomodada sobre o chão e nos bancos de madeira bruta, onde veria com detalhes a trama) meus primos e tia. Recordo com precisão aquele dia.

Minha tia, irmã da minha mãe, havia se repugnado de me auxiliar no banho ou de ver alguém fazendo isso. Então, ela resolveu agir. Talvez, realmente, quisesse ajudar-me.

Cheguei com os olhos arregalados, olhando todos que estavam sentados contemplando minha posição vexatória.

— Entra! Disse, de maneira pouco polida, a tia. Esse é o jeito dela, coisa de família, semelhança disseminada entre as tias, exceto com a mais velha, cujo amor é imensurável. Confesso que invejava seus filhos por tamanha capacidade distributiva de afetos para com aqueles que estavam configurados abaixo da linhagem da sua descendência.

Entrei no banho. A água estava muito fria. Sentia que aquela bacia de alumínio não me queria dentro dela. Eu não podia sair. Poder-me-ia acometer sabe-se-lá-o-quê, caso permanecesse ali.

— Tira a roupa, moleque! Ninguém mais vai dar banho em menino da sua idade. Você tem que aprender sozinho. Já é homem feito, não é?! Gritava minha tia, enquanto meus primos riam baixinho abafando o som com os lábios.

Eu tremia de medo, vergonha e frio. Não conseguia pegar o sabonete escorregadio e passar contra meu corpo. O que fazer com ele? Minha mente se emaranhava em uma confusão dos sentidos, fazendo-me permanecer em estado de inércia. As lágrimas desciam, o choro estava entalado, interditando a saída de quaisquer palavras ou ruído reivindicados por minha boca. Ainda sinto minha respiração ofegante e profunda de quando, criança e indefeso, fui covardemente humilhado, enquanto, pela primeira vez, experimentava o banho sozinho, sendo caçoado pelos primos, que se divertiam com aquela cena deplorável. Mais uma vez escarnecido e execrado. Embora não fosse simples, penso que eu deveria me acostumar, pois, não fora essa a primeira nem a última vez.

Lembro-me de uma outra cena, em que o marido da minha tia me intitulava de filho de p***, por ser filho de uma viúva. Todos os dias ele levava doces para os filhos dele, ao chegar do trabalho. Eu era sobrinho, não precisava de doces.

Oportunamente, para me sentir parte da família, perguntei-lhe se queria ser o meu pai. Na verdade, eu também queria doces. Essa foi a maneira que encontrei para dizer o que eu desejava de fato. Ele sorriu e consentiu. Contudo, não lembro de assim tê-lo chamado em alguma ocasião. O doce nunca veio.

Anos depois, ao chegar do meu trabalho, deparo-me com essa figura no portão. Desci do carro sem nada entender, fiquei sem reação. Ele veio até minha casa, fez uma longa e cansativa viagem até o meu estado aqui no norte, queria me ver e num gesto nobre pedir perdão. Desculpas aceitas depois de um longo e apertado abraço regado com lágrimas, e pouco tempo depois meu tio veio a falecer, um ataque fulminante o tirou dos seus filhos e de todos nós.

O tempo passa, cada filho segue o próprio destino. Enfrentamos o peso de sermos órfãos de pai numa sociedade patriarcal e crescemos sob os olhares acusatórios de parentes maldosos e das duras falas pejorativas. Na escola, o tratamento não difere muito.

A família se dissipa. Minha irmã mais velha casou-se e os outros saíram de casa para buscarem a vida que desconheciam. Se eu pudesse resumir por todos, tudo o que passaram, seria como preconiza aquele ditado "comeram o pão que o diabo amassou", uma vez que cresceram sem pai, "sem mãe", sem afetos. As paredes foram testemunhas de tanto sofrimento e lágrimas. Na maior parte das vezes, ficavam contidos em seus quartos com as lamparinas acesas e quando apagavam com um sopro em seu pavio molhado com querosene, também cada sopro apagava mais um dia de desamparo e dúvidas quanto ao dia seguinte. Isso me consumia.

O futuro é incerto, sou irredutível quanto a isso. Quando nascemos pobres e sozinhos, faz-se necessário encarar o mundo de maneira diferente, matando vários leões por dia, e retirar seus couros para se ter um teto sobre nossas cabeças.

Eu matava vários tipos de feras, as que a vida me impunha e as que moravam dentro de mim. Não superei a maior parte delas, mas, ao menos, estou vivo... ainda.

Dizem que o inferno existe como um lugar à parte, talvez seja assim mesmo. Cândida, minha mãe, fez questão de nos criar sob a égide da igreja. Aos domingos, levava-nos à missa. Eu, apesar da tenra idade, já demonstrava sinais de que poderia ser o mais rebelde. Entretanto, ficará o tempo responsável por nos revelar, no decurso das fases truncadas da minha vida, ora expostas nas linhas deste livro, que, com afinco, escrevo-lhes. O melhor seria rezar mesmo e rezar muito, não para escapar do inferno que o padre tanto preconizava, mas do inferno que era nossa existência.

Às vezes, inclino-me a observar os animais silvestres e deparo-me com uma contradição inusitada, ora incompatível, ora intrincada: como pode a espécie mais intratável defender com demasiada assiduidade sua cria? Na família à qual pertenço, isso não se manifestava. Os filhos eram submetidos à zombaria, ao riso, constantemente. Eram humilhados por não terem presente a figura de um pai, humilhados pela intempérie da mãe, atenta em não demonstrar fraqueza para que não fosse atacada, qualificada como a viúva que criaria bandidos, conforme alguns parentes a julgavam.

Tenho em mente, de maneira vívida, e isso choca-me até nos dias que correm. Quando via uma árvore frondosa, dessas que seus galhos tocam o solo, eu ficava horas enamorado com a beleza do toque dos galhos acariciando a terra, enquanto eram também acariciados pelo vento que os balançavam sutilmente. Queria me esconder embaixo de sua copa, onde parecia estar seguro das malvadezas que sempre esperavam por mim. A natureza é tão amável. A planta parecia agradecer à terra com afagos ao toque suave do vento. Sentia inveja da terra ao notar tais carícias.

Ah! Ainda bem que, depois de cada noite, o sol ressurge trazendo consigo um novo dia, permitindo às pessoas traçarem caminhos diferentes. À medida que o tempo passa, crescemos e tomamos decisões. Dessa forma, a gente vai acomodando os sentimentos, sublimando alguns, recalcando outros. Evoluímos, ainda que para a morte.

Tenho notado de maneira geral na sociedade, inclusive entre nós, os cinco irmãos, que alguns preferem a mesmice, mesmo que a duras penas. Não evoluem, não crescem, transcendem em nada, numa rigidez ímpar, não mudam. Talvez, a história de cada ser é o que determina o que virá. Penso que algumas pessoas nasceram para serem assim, reféns da sua própria luta, e, às vezes, são controversas em seus valores, culpam o mundo ou a falta de afeto. Claro que isso tudo, àquele tempo, fora um bombardeio em nossas cabeças de crianças. Mas, depois que a gente cresce, é preciso um trabalho árduo na linha existencial para poder perdoar e se perdoar, para ter a própria vida sob controle. Nosso destino pode ser revisto, muitos recomeços são inevitáveis. Na sequência, cada um tem o poder de transformar em algo mais leve, ou, ao menos, suportável.

CAPÍTULO IV

ADOLESCENTE REBELDE

Vamos direto ao ponto. Eu, Francisco, carinhosamente chamado de Chico, já demonstrava indício de que daria trabalho. Fui eu quem menos apanhou. No entanto, nunca entendi o porquê de, principalmente, minhas irmãs mais velhas não reagirem às agressões da minha mãe. Sim. Elas apanhavam caladas. Eram fortes, poderiam reagir e vencer a força da agressora, mas apanhavam copiosamente em silêncio. Muitas vezes, gritei pedindo por socorro, do contrário, alguma delas teria morrido. O mais interessante dos fatos é que não existia motivo, parecia que era por prazer em dizer "eu sou sua mãe, lava-me os pés". A casa nunca estava como ela queria, a comida não estava boa, as agressões mais reincidentes eram devidas aos alumínios na prateleira não estarem, todos os dias, brilhando e sem respingos d'água. Estava insatisfeita com a vida, com tudo, acredito que estava deprimida, sozinha ainda que tendo marido, talvez, tivesse algum transtorno, mas como saber? Ademais, ter um marido não quer dizer que tinha companhia.

Lembro-me que, em um determinado tempo, ela passou a tomar remédios controlados. Era para controlar a raiva, devia ser o estresse ou a depressão causada pela perda do esposo que tanto amava. Não posso imputar a ela toda a culpa. Se é verdade que Deus existe, ele nos fez sofrer, ou ele gosta de assistir a tudo lá de cima e zombar de nossas vidas, neste teatro da nossa história real.

Não vejo possibilidades na existência de um ser todo poderoso, ainda mais num Deus, assim que parece que quer que o louvemos a todo tempo, e que permite certos acontecimentos conosco. Deve ser prazeroso para ele, como um sádico da sua criação. Contudo, vejo-me, na mesma proporção, tomado pela ambiguidade dos sentimentos que me impulsiona sempre na direção deste que é o meu desejo de fuga.

A cada dia que minha mãe se ausentava, a oração se fazia mais forte para que ela não encontrasse o caminho de volta, a morte, ou qualquer coisa que nos livrasse, a meu ver, de tanto sofrimento emocional e físico que ela nos causava. Contudo, nunca fui atendido. Ele, Deus, não parecia nunca ter ouvido.

CAPÍTULO V

PAUSA PARA ALCANÇAR A RESILIÊNCIA

Nesse momento, revivo tudo como se acontecesse hoje, aqui e agora. Sinto as mesmas dores da infância, as mesmas que seriam introduzidas com maior ênfase na adolescência. Receio não poder continuar a deslizar os dedos sobre o teclado. Sinto as mãos me apertando a garganta, como se alguém me sufocasse, dói minha cabeça.

Como dito outrora, podemos reverter as coisas, então, agora, estou sendo empático comigo mesmo. Vou seguir minha resiliência, entregando a mim a minha história, revestindo-me de um personagem para não engasgar nas entrelinhas ou me sufocar em lágrimas. Refuto, neste momento, a minha própria realidade para dar *sequência* a ela com menos invólucro sentimental. Evito, contudo, tornar-me excessivamente piegas.

Francisco observava tudo enquanto pensava: comigo não será assim, quando eu crescer, encará-la-ei. É, claro, que o garoto ensaiou algumas vezes, mas apanhou igual burro na carroça. E tinha mais um detalhe: se corresse da surra, não poderia voltar para casa, mas como voltar era a única opção, então, o melhor era encarar a chibatada da mãe e dormir com o lombo ardendo. Ele tinha suas peculiaridades, desenvolveu a fala e ficou de pé aos quatro anos de idade. Mesmo com tanta morosidade, era sutilmente gago, o que seria um terrível problema na sua comunicação, que já era muito limitada. Não gostava de pessoas, aglomerações, aquelas festas da roça, as missas e as festas dos santos, as quais acontecem ainda nos dias de hoje.

Francisco vivia como se fosse afônico, não apresentava muito interesse vocal nem intenções amigáveis. Quando acontecia, tornava-se logo um apaixonado, via em um ou outro amiguinho a paixão de um mundo impossível, que queria para ele, ser dono, ter posse, e, quando via que não poderia realizar tais necessidades, restava-lhe mais sofrimentos e frustrações quanto ao mundo e aos seres humanos. O sentimento era de perder tudo que ele gostava, parecia que tudo lhe escapava das mãos, como água que escapa entre os dedos. Logo, apegou-se aos animais e aos objetos, parecia-lhe conveniente animá-los para a reciprocidade impulsiva.

Lembro-me bem de vê-lo acolher gatos abandonados. Tinha afeição de irmandade com sua cadelinha, a que, carinhosamente, chamava de Lecy. A sintonia entre a criança e o animal era tanta que beirava a humanidade recíproca, os dois jogavam bola no quintal de casa, o animal fazia papel de goleiro e ela tinha uma excelente defesa, cabeceava, agarrava a bola de couro com os dentes e ainda devolvia para o seu dono, que corria, driblava e, outra vez, chutava para o gol, brincando durante uma tarde toda e, às vezes, à noite, quando a lua estava grande no céu. Quem precisa de humanos, quando se tem um animal como amigo? Ela era sua "cãopanheira" de todos os dias.

Lembro-me também do apego que Chico tinha por certos objetos inanimados. Um certo dia, ao lhe observar no banho, na bica logo abaixo do terreiro, o garoto adotou a escova de esfregar roupas de sua mãe e a elegeu como seu objeto amigo. Com ela conversava, colocava-a à sua frente como se fosse uma outra criança. O diálogo, às vezes, era acirrado e caloroso, quase uma briga. Ela tinha que ficar escondida para não ser tocada por outros necessitados. As horas iam passando e nada do menino sair do banho, simplesmente ele não conseguia deixar o objeto solitário, porque o sol ou outras pessoas fariam mal a ele, então, chorava, acariciava-o, até que sua mãe o repreendia, gritando da varanda de casa, não pelo que ele fazia, uma vez que ela não o via, mas pela demora, que poderia resultar numa falta na escola. Era fim de ano e as aulas já estavam findando.

Seu irmão mais velho havia se tornado militar e residia na capital mineira. Quando Francisco completou a quarta série, limite máximo alcançado na época, já morando na zona rural, de um estado da região Norte, seu irmão o buscou para morar na cidade grande a fim de continuar os estudos na capital mineira. Inicialmente, foi muita alegria, pois havia uma televisão, o que era uma fantasia que fazia sua mente desconectar do planeta. Ah! Como era bom. O garoto ficava quase vinte e quatro horas sozinho, devido ao trabalho de seu irmão, mas logo seu mundo estava prestes a desmoronar outra vez. Sofrera as piores humilhações, era motivo de chacota pelo seu jeito moleque da roça, era humilhado verbalmente e emocionalmente, uma verdadeira tortura. Seu irmão dobrava sobre ele sua ira e ódio pela profissão, muitas vezes armado e violento, o que assustava mais ainda o pequeno.

Muitas vezes, o garoto pensou em pôr fim à própria vida, parecia nunca ter solução, mas, por outro lado, também, passou a aceitar, erroneamente, que a vida era aquilo mesmo, era daquele jeitinho que lhe fora desenhada, o que o fez tomar a liberdade para retribuir a forma de tratamento, tornando-se arredio, extremamente defensivo, agressivo, explosivo e ainda menos comunicativo. Nessa fase da vida, encontrou um amiguinho de condomínio, quase da mesma idade, cuja mãe era costureira em uma fábrica, e ele passou a fazer-lhe companhia. Ambos ficavam muito sós, eram a companhia perfeita.

Nem tudo é tão ruim que não possa piorar, nem tão bom que não possa melhorar. Nesse caso, escapou da síndrome de Estocolmo, pois já via no seu agressor uma fonte segura. Escapou, revidou, porém apanhou outra vez, aprendeu. É preciso agradecer pelo resto da vida ao amigo que a vida lhe deu. Salvou-se no desejo de ser amado pela mãe do garoto, cujo afeto, ainda que pouco, também fora lhe dado, mas afetos nunca fizeram parte do seu mundo, então, por não saber lidar se debulhava em lágrimas.

É mister lembrar que, aos sete anos, o menino foi para a escola primária, que para ele era outro lugar terrível. Sentia-se constrangido com a turma e com a professora com comportamento belicoso. Eram gritos e puxões de orelha àqueles que não aprendessem a cartilha. Com isso, alfabetizou-se sozinho, por medo, aprendeu a ler e a desenvolver a escrita em cartas simuladas para alguém imaginário, cartas que nunca seriam enviadas.

Uma das irmãs mais velhas demonstrava vocação para o exercício, então, ajudava-o em casa, na desenvoltura das letras. Também, à essa época de paixão pela leitura, nunca lhe foi apresentado um livro que não fosse a tal cartilha *Caminho suave*, bem como uma segunda, recheadas de belas histórias. Assim, o garoto lia e relia todos os dias, durante sua primeira infância, os mesmos textos até decorar todos, sem exceção, e passar nas provas de leitura com grande louvor. Lia de olhos fechados, pontuava sem precisar enxergar, pois havia decorado cada vírgula de cada texto.

Apesar de, desde os onze anos, demonstrar interesse por composições musicais e cantar algumas canções que o ajudavam a superar seus traumas, nunca lhe foi apresentado nada que lhe ajudasse nesse sentido, mas era cobrado a acertar sempre, a tirar notas máximas, a ser o melhor da classe. Vejo que aquela criança se mataria antes dos dezesseis anos de idade com tamanho sofrimento, que jazia enterrado em si.

Tempos depois, seu irmão malvado lhe apresentou a série Vagalumes que continha livros com histórias incríveis, bem como um outro livro de linguagem difícil, o qual guarda até os dias de hoje, que, além de lê-los, havia também de replicar as histórias. Ao menos este feito, apesar de uma leitura muito avançada para idade do garoto, ele agradece eternamente ao irmão, truculento porém culto, que lhe apresentou o mundo da literatura, uma vez que a leitura sempre fora seu melhor método de fuga. Com a novidade que seu irmão lhe apresentara, Chico pôde, enfim, enxergar outros horizontes que existiam dentro dos livros de vocabulário que, às vezes, ele nem mesmo entendia.

CAPÍTULO VI

VOANDO SOZINHO

Porém, é chegada a hora de movimentar a vida. Nauseado da cidade grande e dos abusos emocionais, deseja voltar para casa. Seu irmão decide mandá-lo de volta para o norte, onde voltaria a morar com sua mãe, que continuava a mesma pessoa arredia, truculenta, sem afeição pelo garoto. Francisco já não era mais o mesmo, nunca foi de muitas falas e, quando o fazia, geralmente era interrompido ou hostilizado pela fala mal desenvolvida ou por ser jovem demais para se meter em assuntos junto aos adultos.

Era manhã de um dia qualquer da semana, na qual seu padrasto já havia saído para o trabalho na roça. Era muito cedo e o garoto só queria dormir um pouco mais. Franzia cansado, parecia estar adoentado, regurgitava todo alimento que lhe caía no estômago, o que parecia usurpar-lhe as forças. Todavia, sua mãe não o perdoava, e, aos berros — no máximo dois — fazia os filhos pularem da cama, sob ameaças de jogar água fria ou sob tapas. Assim, eram os dias. Naquela manhã em especial, Chico resolve reagir, explodindo como um menino louco, pulou da cama e foi em direção à cozinha, que ficava separada do restante da casa e a confusão começou na varanda, ao lado do fogão à lenha.

Sua vontade era confusa, matar ou morrer, mas aguentar não era mais possível. Não cabia mais tanta passividade, diante das repetidas agressões físicas e verbais. Sua mãe, enraivecida, "gritava" até pelos olhos, quando talvez num ato impensado empurra o garoto.

Foi aos quinze anos que, enfim, o menino se rebelou, foi aí a última tentativa de surra que sua mãe prometera, por motivos banais.

— Vou dizer pra senhora uma coisa, pode bater, mas vai receber de volta.

— Você vai bater na sua mãe? Você não vai fazer isso!

— Tenta e vamos saber! A partir de hoje, nunca mais vou apanhar de ninguém, cansei dessa vida de cão.

O garoto realmente estava decidido e, diante da atitude, sua mãe apenas o empurrou com força e mandou ele sumir de casa. Arremessou uma xícara esmaltada, acertando-lhe o braço. Não foi nada grave, apenas umas gotinhas de sangue. Para ele, isso soou como carinho. O adolescente não revidou. Porém, deixou o recado de que as coisas mudariam e que estaria disposto a revidar, caso fosse, novamente, abusado com constante violência.

Diante de tudo que vivi, sou forçado a acreditar que o que acontece em nossas vidas é uma jogada de "um mestre". Tenho a estranha sensação de que sou como uma peça no tabuleiro, vejo isso de maneira generalizada. Os acontecimentos parecem pensados por alguém fora de nós. O mundo é um grande palco, nós somos os atores de nós mesmos e plateia de nossas próprias apresentações. Mas quem realmente nos manipula, enquanto peças, nesse enorme tabuleiro? Notório é que como seres passivos, marionetes, diferenciamo-nos apenas na loucura. Na verdade, não busco definir o termo, apenas sugerir que podemos deixar de ser peça de um jogo e começar uma revolução interior, que irá refletir no exterior, ainda que nos chamem de loucos. Quando nos damos conta de que somos donos do nosso próprio destino, revolucionamos nosso jeito de viver neste mundo. Aprendemos a ressignificar quem somos e o(s) manipulador(es), saqueador(es) de vidas alheias desaparece(m) de dentro de nós, enquanto que os outros espertalhões vão tomar mais cuidados na hora de tentar usurpar-nos a força.

Eu queria retomar os estudos. Para tanto, teria que ir para alguma cidade. Já era quase noite, meu irmão do meio e eu ainda estávamos na roça, trabalhando na plantação de grãos. Naquele fim de tarde, decidi tomar novos rumos, foi então que embarquei numa aventura: a decisão estava tomada, queria ser dono do meu destino, tracei a linha da vida na esperança de chegar em algum lugar, ainda que por ora, fosse totalmente inimaginável diante da abstração que são os meus pensamentos.

— Irmão, qual a distância que estamos da cidade mais próxima?

— Uns 18 km, por que me pergunta isso Francisco?

— Quero estudar. Cansei dessa vida. Não me faz sentido nada disso aqui. Irei hoje ainda para a cidade. Empresta-me sua bicicleta?

— Mas já é quase noite, Chico. É perigoso. Você vai pedalar tudo isso sem saber o que lhe espera. Deixa para ir amanhã, quando o sol estiver no céu.

— Quero ir agora. Me empresta a bicicleta?

— Temos muitos grãos para plantar, vai me deixar sozinho? Não dou conta! Já é tarde, vamos pra casa descansar menino, depois você decide isso.

— Eu vou embora. Estou indo. Volto para terminarmos, enquanto isso você segue sozinho.

— Fala sério? Está bem! Pode pegar a bicicleta.

Os muros da nossa casa eram a mata fechada. Nessa época, na região amazônica, era perigoso transitar pelos carreadores que cortavam os lotes de terra que levavam à estrada principal. Eu tinha certeza de que ficar onde e como eu estava não era possível, era mais perigoso. Isso, eu não queria mais.

E, assim, aquele garoto mirrado de 15 anos de idade resolveu mudar. Foram muitos anos de idas e vindas, quilômetros e quilômetros de estrada em sua bicicleta emprestada. Estudava durante a semana e voltava para ajudar na labuta da roça, aos sábados, domingo e qualquer feriado que surgisse. Nesses dias, teria a garantia da comida farta no prato duas vezes ao dia. Nessas idas e vindas, a fome muitas vezes pegava com força. Tenho agora em minha memória lembrança dos tempos de manga madura, nos quais, quando sentia fome, saltava os quatro fios de arame farpado para subir em uma mangueira e comer da fruta como um porco esfomeado. Assim, podia ganhar forças para continuar viagem pedalando mais forte e ouvindo somente os rolamentos da bicicleta velha emprestada, que rangia quase como uma moenda de engenho.

Os ponteiros do tempo giravam e uma nova história vinha surgindo, fruto do esforço de cada dia. Não aparentava, mas eu era dotado de razoável inteligência. Logo, ajeitei-me. Não foi fácil, mas eu conseguia garantir uma refeição por dia e isso na maioria deles seria o bastante.

Apesar de saber que, no paiol da família, acumulava grande estoque de alimentos, eu não voltaria. Animava-me pensar que seria só mais uma noite sem o jantar. O futuro me daria de comer, não deveria lembrar o passado, embora seja inevitável. Afinal, o que é o homem sem a sua própria história? Depois de tantas aventuras e desventuras, findei o segundo grau.

Quinze anos se passaram, o que ainda não passou é o sofrimento de outrora, não o da fome (esse já estava superado), refiro-me ao meu interior, meu *self*. Mas, agora, tenho consciência de boa parte dele. Tudo continua a me corroer por dentro, aprendi a controlar alguns impulsos. A vida me transformou numa máquina de defesa, sempre "armado", ainda hoje, revido tudo, até mesmo uma brincadeira. Ainda é quase impossível para mim o discernimento entre o lúdico e o real, devido à lição que a vida me dera.

Apesar da formação superior, isso só me deixa pior, uma vez que me exijo em demasia, parece que ouço os gritos do meu irmão — tem que ser perfeito, acertar sempre. Havia grande preocupação com o que os outros pensariam ou falariam a meu respeito caso um erro fosse apontado. Talvez, um dia isso passe. Talvez.

Não temos certeza de nada, o que sabemos é que temos o dia e a noite, enquanto os ponteiros dos relógios continuarem a marcar o tempo e, nós, dormindo ou acordados, vivemos morrendo a cada minuto que passa. Às vezes, chego a pensar que estou dentro de um sonho, mais para um pesadelo coletivo, gosto de frisar isso. Raramente tenho certeza se estou acordado ou adormecido.

Minha cabeça trabalha, meu cérebro não se cansa como os ponteiros, que nunca param, vão abrindo caminho para um novo começo. E, assim, recomeço todos os dias acreditando que, no dia seguinte, tudo será diferente, mas o sentido de tudo continua ausente. E como num mantra, continuo repetindo na minha mente: amanhã será diferente; é o meu mantra favorito. Isso me permite querer alcançar o dia seguinte. O importante é acreditar que posso ser melhor a cada dia, ainda que eles continuem os mesmos, o que eu faço com eles pode fazer toda diferença.

Não há um dia sequer que eu não me pergunte o porquê de tudo, da vida, dos atos, e de ser como sou. Todos os dias, tento encontrar as respostas, pagando o preço da minha existência indesejada. Tem que existir um porquê. E, assim, vem mais um dia, outra noite e outro dia, enquanto eu fico acreditando que o amanhã será diferente. Meus pensamentos divagam. Quem serei? Onde estarei? Amanhã será diferente, mesmo nesse desatino, encontro motivo para repetir tudo de novo. Então, amanhã será diferente...

CAPÍTULO VII

DOCE TEMPESTADE

O céu está nublado, uma tempestade parece se formar do lado norte. Normalmente, as tempestades anunciadas para essa região atingem com toda força por onde passam. Em sua sala, sentado em uma cadeira e tomando seu chá da tarde, Francisco, ou Chico como é conhecido por todos, observa, pela grande vidraça à sua frente, os ventos, que balançam os coqueiros e as roseiras do quintal espaçoso.

Entre um gole e outro de chá, passa a mão pelo bigode e acaricia sua barba preta e bem fechada. Chico é um homem independente e de poucos amigos, prefere a vida solitária que escolhera, define-se como um ser humano feliz vivendo assim, mas somente ele sabe o que se passa dentro de si. Isso não é motivo para alardes.

O céu está escuro e a chuva se aproxima com força. Agora, os ventos fazem ruídos espantosos, entrando pelas frestas da grande vidraça entreaberta. Chico se levanta para fechá-la, abrindo um pouco mais a cortina, ampliando seu campo da visão externa. Algumas luzes do jardim são acionadas, assim ele observa detalhadamente os movimentos das folhas e a água que desce fazendo desenhos com seus riscos na janela.

Por um momento, Chico contorna com seus dedos o movimento das gotas que escorrem pelo vidro, brinca um pouco assoprando a fim de embaçar a vidraça. Parecia uma experiência infantil, seus pensamentos estavam muito além daquele momento que estava vivendo.

O celular sobre a mesa começa a tocar, mas o rapaz não parece ouvir, estava concentrado em algo que parecia deixá-lo preocupado, seu olhar era insólito. Quando, enfim, volta para a cadeira que estava próxima a uma mesa na sala de jantar, o telefone toca novamente. Atende-o rapidamente, era número desconhecido.

— Alô! É o Francisco. Deseja falar com quem? Alô!... Alô!...

Do outro lado, era possível ouvir a respiração ofegante e sussurros de um homem. Mas, a pessoa interrompe a ligação. Chico tinha certeza que eram sussurros de um homem. Porém, não havia identificado semelhanças com a voz de nenhum conhecido seu, o que o deixou um tanto buliçoso.

De volta à sua cadeira, termina de tomar o chá e continua observando a chuva que não cessa, vez ou outra, olha para a tela do celular, abre seus aplicativos, nada parece lhe satisfazer o desejo naquele momento. O telefonema tinha mesmo lhe deixado ainda mais pensativo e ansioso.

Uma aliança larga e dourada se encontra ao lado do seu notebook, sobre a mesa bem próxima. Chico desliza sua mão esquerda, tomando-a para si e a coloca em seu dedo da mão direita. Depois de um longo período a observar, retira-a e coloca de volta ao lugar, parece não querer a aliança. Seu semblante continua intrigante, algo, claramente, estava lhe perturbando. De posse do aparelho celular, procura pela última ligação e retorna, mas não obteve êxito. Queria falar com alguém, parecia transtornado sozinho. Então, procura outro contato e desta vez uma mulher atende.

— Alô! Tudo bem, meu amor? Você não me ligou desde cedo. Aconteceu alguma coisa?

— Não. Sim está tudo bem! Só estava cansado. Fiquei corrigindo as provas dos alunos da faculdade, por isso não pude ligar para você. Amo-te!

Sua noiva, do outro lado da linha, parecia não estar convencida. O professor achava a jovem um tanto obsessiva.

— Posso ir à sua casa, se você quiser Francisco. Estou achando sua voz tensa. Tem certeza que está tudo bem?

— Sim, está! Desculpe-me, não queria lhe incomodar, meu amor. Só liguei para dar-lhe "boa noite". Vou assistir à TV e tentar dormir mais cedo, estou cansado... só isso.

— Está bem! Beijo. Eu também amo você. Não vá se resfriar com essa chuva. Vou à sua casa levar um chá e verificar se realmente você está bem.

— Não é necessário, Rebeca! Estou bem mesmo.

— Então, descanse, meu bem!

— Tchau, querida! Beijo.

Rebeca, a noiva do rapaz, que também é professora na mesma instituição que ele, conhece bem seu comportamento. Contudo, dessa vez, não consegue entendê-lo, ele estava frio, desinteressado como nunca fora antes. Sua noite também não será a mesma, a preocupação típica de mulher faz com que retorne à ligação. O telefone chama inúmeras vezes, mas Francisco não quer dar explicações. Ele também conhecia bem sua noiva e apenas observa a tela do celular e, tomado pelo ímpeto do momento, joga-o no sofá; parece raivoso, por pouco não quebra seu aparelho.

O rapaz se levanta, novamente da cadeira, indo para seu quarto, caminha em direção à vidraça para olhar o jardim de árvores grandes e a superfície gramada. Então, abre a janela acomodando quase todo o corpo fora dela, encharcando seus cabelos com a água da chuva. Agora, ele acende todas as lâmpadas do jardim, está tudo tão lindo e bem iluminado.

Apesar do chá que acabara de tomar, Francisco não titubeia, parece ter uma fera presa dentro de si que precisa sair. Tomado por uma insatisfação pessoal, desce correndo as escadas do seu quarto de tal forma que chega na sala totalmente despido, suas vestes ficaram espalhadas pelos degraus. O jardim seria o lugar perfeito para ele naquela circunstância. Um banho de chuva como nos tempos de criança, quando morava na roça, aliviá-lo-ia de tamanha tensão.

O jovem parecia tão livre: braços abertos, respiração ofegante e contemplando o céu escuro, no qual, ora ou outra, relampejava e balbuciavam os trovões.

Chico só queria extravasar seus sentimentos, guardava muita coisa para si e isso nem sempre o permitia que fosse feliz. Ele rodopiava com os braços esticados, corria chutando a água da superfície como um garotinho descobrindo a vida, literalmente, dançava na chuva. Não sabia ele que, no prédio ao lado, um jovem também observava a chuva, o qual, ao vê-lo, esconde-se por detrás da cortina para não ser notado. Apenas seus olhos curiosos fitavam o corpo despido do professor que corria pelo jardim.

A chuva parece não querer dar tréguas, então é hora de voltar para dentro de sua casa e pensar em um banho quente para evitar o resfriado. Antes de chegar até a porta da sala, Chico percebe que estava sendo observado. Era um jovem rapaz de barba bem feita e cabelos lisos com um corte moderno, que, ao pressentir que fora notado, fecha imediatamente a cortina. Chico respira profundamente, abre a porta cruzando a sala e sobe as escadas direto para o quarto, onde num grito libertador joga para fora seus "monstros", que o seguem para o banho.

Em um misto de alegria e angústia, não tira a imagem do jovem observador do prédio ao lado. Enquanto a água caía sobre sua cabeça, o professor se olhava no espelho, um turbilhão de sentimentos lhe toma a mente, o que lhe faz chorar e soluçar. Chorar no chuveiro era sua rotina. Suas lembranças de adolescente eram tão vivas. Doía tudo, novamente. Todos os dias, as mesmas dores constantes. Tal qual a respiração, eram as dores da sua existência. Faltava-lhe sentido em tudo. Existir, para Francisco, é um grande pesadelo. O professor sonha em entender a vida, a si mesmo, os próprios sentimentos. A maioria deles nunca foi superada.

Como se não bastasse os conflitos internos e os da vida cotidiana, também existiam os de cunho religioso. A religião é de considerável amplitude, que, intrinsecamente, apodera-se dos espaços mais particulares e unários. É ambígua, ora acalenta, ora espezinha. A fé é algo muito complicado. Chico tenta de tudo para se desapegar de si mesmo, sair da culpa do pecado que o pisoteia. De longe, vê-se o sofrimento. Ele vive um paradoxo, ao mesmo tempo em que seu senso religioso o oprime, também o liberta. Nada preenche seu vazio interior e, quando ocorre, é por curto prazo de tempo. Então, é encarar a vida e sofrer em vida, a menos que ele mesmo acabasse com tudo a seu modo. Pensou já ter superado tal fase, mas vivia tudo de novo.

Ainda no banho, o professor permite às lágrimas descerem, enquanto bate com a cabeça nos azulejos e crava as unhas em seu corpo, já marcado por outros episódios de auto agressão. O sangue vertido é proveniente dos arranhões causados por uma dor emocional profunda, a qual ele mesmo não identifica os motivos.

É notória a vontade de terminar logo com isso. Francisco sente que pode fazê-lo, a chave para a morte está nas suas decisões. No entanto, não o fará, por enquanto. Em paralelo à vontade de desistir, havia o desejo de continuar. Embora estivesse imerso em um caos existencial, encontraria a seu modo motivos para continuar a vencer um dia de cada vez.

Quando Francisco era adolescente, frequentava uma fazenda, onde, durante as tardes de domingo, saía com quatro vizinhos amigos para se refrescarem na cachoeira em uma mata próxima. Ele era o mais jovem de todos e observava seus amigos tirarem suas vestes enquanto se jogavam na água. Envergonhado, mergulhava na água com a calça e a camisa, pois tinha medo, sentia-se diferente dos demais.

Entre um mergulho e outro, observava os corpos dos amigos, que pareciam verdadeiros nativos. Um deles, certo dia, enquanto os outros três mergulhavam, aproximou-se e o tocou suavemente os cabelos, seus olhares eram penetrantes. Quando os demais amigos emergiram, rapidamente, os dois se disfarçaram, não queriam virar a chacota da fazenda. Então, Chico, sem entender seu sentimento, saiu em galopes para casa onde se trancou no quarto e chorou por não entender suas emoções.

Essas lembranças perseguem-no e, agora, debaixo do chuveiro de água quente, pode chorar o quanto precisar, uma vez que não tem ninguém para questioná-lo. Logo, o rapaz chora, relembrando sua adolescência tão presente e recheada de questões mal resolvidas.

Rebeca, em sua casa, não conseguia se desligar, estava ansiosa e não conseguia pôr um fim aos seus pensamentos. Entender o que se passava com Francisco parecia missão impossível. Em seu quarto, a jovem tenta dormir, afinal, no dia seguinte, terá aulas para preparar e, à noite, os alunos a esperam.

O sono é algo que não aparece quando mais se precisa dele. A moça, inquieta, caminha pelo quarto, pega um livro que está sobre o criado mudo e folheia algumas páginas. Porém, não consegue acalmar os nervos. De página em página, ela vai passeando sem ler uma palavra, quando então é tomada por uma lembrança, um fato que acontecera dias atrás.

Estavam na praça, no centro da cidade, assistindo a uma partida de voleibol. Chico estava concentrado no jogo. Após um saque, a bola acerta sua cabeça. Imediatamente, saindo da quadra, o rapaz que o acertara foi se desculpar. As escusas foram aceitas, firmadas com um forte aperto de mão.

Rebeca se dá conta de que o professor não era mais o mesmo, desde que conversou com aquele jovem. Ela tinha ciência de que eles trocaram contatos, de que viraram amigos e se falavam amiúde pelas redes sociais. Sendo assim, não parecia ser algo para que lhe tomasse o sono. Vencida pelo cansaço, embora ainda pensasse no fato ocorrido, acabara, por fim, adormecendo.

No dia seguinte, ao amanhecer, ainda em sua cama, liga para seu namorado. No entanto, Francisco estava dormindo e não viu a ligação. Ela reconhece que é cedo demais para incomodar e desliga o telefone, manda uma mensagem de voz e pede para que ele a retorne o mais rápido que puder.

Rebeca, realmente, estava muito preocupada com o rapaz. O dia estava lindo, o sol já dava o ar de sua graça no céu azul, nem parecia o mesmo céu da noite chuvosa anterior, que tal fora a escuridão, interrompida somente pela intermitência dos relâmpagos.

Na casa de Francisco, as coisas estão silenciosas, parece não acordar nunca. Rebeca resolve ligar novamente. Dessa vez, ele acorda esfregando os olhos e, enquanto boceja, atende:

— Olá, amor! Acordou cedo.

— Bom dia, vida! Já é tarde. São quase oito da manhã.

— Nossa! Para mim, acabou de anoitecer. Quero dormir mais.

— Amor, você não pode dormir mais. Acorda! Vá fazer um café. Vou passar na sua casa e levar um pão quentinho para a gente. Pula já da cama! Chegarei em meia hora.

O rapaz, enfim, saiu da sua cama. Seus olhos ainda estavam inchados, tinha chorado metade da noite e dormido mal. Ele precisava pensar em uma boa desculpa para não piorar a situação com sua noiva. Despido, como havia dormido, rapidamente, vai para o banho.

Perto da entrada do banheiro, faz uma breve pausa, volta até à janela do quarto para conferir o prédio ao lado. Talvez o jovem estivesse por lá, certamente queria revê-lo. Contudo, a janela estava fechada e a cortina o impedia de ver qualquer coisa do lado de dentro. Frustrado, ele volta para o banho. Ao ligar o chuveiro, escuta tocar a campainha. É Rebeca, que, não satisfeita, continua batendo na porta:

— Amor, cheguei! Amor, abre a porta!

Chico ouve de longe a moça chamando. Pega uma toalha, cobre-se, passa as mãos no cabelo, respira profundamente, e desce correndo as escadas:

— Calma, amor! Estou chegando. Rebeca, já vou abrir! Não precisa gritar. Por que não está com as chaves?

— Nossa, Francisco! Pensei que não fosse me atender.

— Exagerada! Nem deu meia hora que você me ligou.

Os dois se beijam, rapidamente, ali mesmo na porta. O rapaz investe mais no afeto. É uma cena excitante. Ele se empolga demais.

— Amor, não faça isso. Vamos fazer o café, se não o pão esfria. Controla-se, meu amor!

— Está bem, Rebeca! Vou subir e me vestir.

Antes que ele saísse, a jovem lhe arranca a toalha, que cobria parte do corpo, e sobem correndo as escadas rumo ao quarto, jogam-se na cama, deixando o café para depois.

Entre beijos, abraços e gemidos, as mãos percorriam os corpos. Eles fazem amor como nunca fizeram. Francisco veste apenas uma cueca e desce para preparar o café, enquanto sua noiva vai para o banho.

— Amor, desce! O café está pronto.

— Já desço, amor! Põe tudo na mesa. Só falta me vestir.

— Estou te esperando na cozinha.

— Estou descendo, Chico. Aguarde-me só mais um pouquinho.

O rapaz pega uma xícara de café e, enquanto Rebeca se veste em seu quarto, resolve conferir, pelas frestas do vitrô da cozinha, a janela do apartamento do prédio ao lado, mas vê, tão somente, as cortinas que balançam. Parece que alguém está em casa e isso o excita.

— Oi, amor! O que está fazendo parado na janela?

— Eu... é... eu, na verdade, estou olhando o céu.

— Difícil ver alguma coisa com tudo cercado por prédios, não acha?

— Sim, Rebeca! Mas, só o fato de olhar para o alto, já dá uma sensação de liberdade. Não acha incrível como as aves são livres no céu? Acho que você deveria olhar mais vezes para cima e menos para o chão, vai descobrir coisas lindas fora de você.

O rapaz parece alterar o tom de sua voz, o jeito de se expressar soou ríspido demais para a professora, que logo deseja tirar satisfações.

— Descobrir o que Chico? Do que você está falando? Por acaso, está insinuando que só olho para mim mesma? É uma ironia?

— Estou apenas brincando meu amor! No entanto, veja como esse jardim é bonito, olha os prédios ao nosso redor, às vezes, vejo no mundo um lugar confuso, e, outras vezes, acho tudo simplório demais. Eu nunca sei direito como me encaixo nisso tudo, acredita? Acho que não sou desse planeta.

Francisco fez parecer engraçado, mas sugere que, de fato, é como ele se sente. O clima entre os dois volta ao normal e a conversa prossegue:

— Sabe, Rebeca, eu ando pensando em mudar algumas coisas na minha vida.

— É mesmo? O que, em específico, meu amor?

— Não identifiquei ainda, mas sinto que aqui não é meu lugar. Às vezes, vejo-me um estranho em mim mesmo.

— Oh! Isso é ótimo. Adoraria mudar dessa cidade. Que tal se fôssemos para a Europa?

— Rebeca, estou falando sério! Não quero ir para a Europa. E nem sei direito se é sobre mudar de cidade. Refiro-me à vida, ao jeito que vejo o mundo, ao modo como me vejo que nem sempre me agrada. Sempre vejo tudo confuso e tedioso, na maioria das vezes, quando não é insuportável.

— Você anda muito estressado, querido. Tem que viver coisas novas. Temos opções, só precisamos ir atrás. Que tal sairmos hoje, depois da aula? Podemos programar algo. Eu só tenho os dois primeiros horários.

— Parece interessante, mas eu tenho lotação nas quatro aulas, Rebeca. Essa aventura terá que ser repensada. O que acha?

— Ah! Ainda penso que poderíamos realizá-la hoje, Chico.

— Vamos tomar o nosso café. O pão já deve estar frio... Rebeca, estamos noivos, três meses já se passaram, como você se sente?

— Que pergunta tosca, Francisco! Sinto-me a mulher mais feliz do mundo. Vou me casar com o cara mais lindo da faculdade, senão da cidade.

— Para! Não exagera. Você sempre pinta o mundo à sua maneira.

— É sério, meu amor! Amo você. Você é incrível. Qualquer mulher ficaria feliz em se casar com um homem como você.

Por um momento, os dois ficaram em silêncio, o clima pareceu esfriar entre eles. Rebeca não gostara da pergunta e muito menos do silêncio do seu amado.

— Diga-me, senhor Francisco Emídio de Lima, como se sente sabendo que vai casar com a professora mais inteligente da cidade? Indagou-lhe Rebeca em um tom de brincadeira.

— Eu? Bem, eu me sinto um... não sei como me sinto, eu nunca me casei, não sei lhe responder essa pergunta, Rebeca. Porém, sim, admito que você é muito inteligente, só poderia ser uma religiosa menos fundamentalista, é uma dica.

— Como não sabe? Você deve sentir alguma coisa! Nós transamos logo cedo, foi maravilhoso, você me faz a mulher mais feliz do mundo, meu amor. Impossível! Não acredito que está me falando isso. Com licença, Francisco, seu tosco, vou para casa terminar de preparar minhas aulas. Não ouse me ligar hoje. Caso me veja na faculdade, finja que não sou eu. Faça isso! Até que você descubra o que sente em relação ao nosso noivado, vamos nos falar apenas pelo celular. Está bem para você? Na verdade, nem pelo celular, vou lhe dar uma semana para descobrir o que sente por mim. É bom pensar rápido, meu amor. O tempo passa e não quero perder o pouco que tenho. E não me venha com esse papo de que sou religiosa radical, tenho minhas exceções!

— Rebeca, calma, é que...

— É o quê, Francisco? Descobriu que não me ama? Conheceu outra? Quem é a louca? É isso, então? Fala! É isso? Estou indo. Feche a porta você mesmo!... Espere! Será que você um dia me amou mesmo? Fica com essa para você pensar um pouco. Que ódio de você!

— Volte aqui, Rebeca! Vamos terminar com essa briga boba e conversarmos. Agora, você está sendo imatura, radical e exagerada. Somos adultos.

— Adultos? Quem está sendo infantil nessa conversa é você, Chiquinho. Então, não me venha com essa palhaçada de adulto, infantil, religiosa radical e sei-lá-o-que-mais que você pensa a meu respeito.

O clima fica tenso entre eles. A jovem professora não quer mais conversar com seu namorado e sai furiosa. Chegando ao portão, desconfortável e excessivamente esbraveja. Era possível ouvi-la de longe.

— Vá para o inferno! Não quero te ver hoje.

Apesar de estar confuso, Francisco continua tomando seu café sozinho, seus olhos e pensamentos não saem da janela do apartamento ao lado. Talvez fosse cedo demais para que pudesse avistar seu morador, ou ele já tivera se despertado para algum compromisso pujante, ao qual não poderia se ausentar. O telefone sobre a mesa toca. Alvoroçado para atendê-lo, alcança-o derrubando xícaras e sacolas à sua frente.

— Alô! Quem é?

Por algum momento, a chamada reduziu-se ao silêncio. Ninguém falava nada do outro lado, apenas as respirações ofegantes de ambos se correspondiam à linha telefônica, até que fosse interrompida a ligação. Chico continua afoito e curioso, sendo tomado por uma fúria momentânea, a qual culmina com seu ato de arremessar os copos na parede, transformando a cozinha em um entulho danoso como a ressaca da maré.

— Alô! Alô... filho da puta! Eu vou descobrir quem é você.

O professor sobe para o seu quarto para se vestir, e, imediatamente, vai até a janela e puxa, lentamente, a cortina. Para sua surpresa, alguém estava do outro lado, na outra janela, observando. Porém, imediatamente, esconde-se, deixando Chico mais uma vez frustrado e curioso, o qual, para se distrair, puxa uma cadeira logo à frente da escrivaninha a fim de preparar suas aulas. Sua concentração não era das melhores, mas ele tinha que conter sua ansiedade. O professor sempre fora amante da escrita no papel. Nesse momento, encontrava-se sem ânimo, sem inspiração. De uma em uma, enchia o cesto de lixo com as folhas amassadas e borradas com dizeres avulsos. Insistentemente, levanta-se e retorna a ligação. Todavia, ninguém o atende. Se sentia numa brincadeira infantil e ridícula de esconde-esconde.

— Atende, desgraçado! Estou ficando louco com isso.

Ele joga o celular sobre a cama, alisa o bigode enquanto está refletindo, parece muita coisa para um dia só. Enfim, resolve ligar para Rebeca, mas seu celular só dá na caixa de mensagem. À vista disso, não insiste e volta para suas aulas. A noite seria longa e de conteúdos complexos. Ora e outra, olha para janela, o sol está perfeito, a vida o convida a dar um passeio, mas as aulas são mais importantes. Apesar da sensação de raiva ainda presente, consegue terminar o que havia começado.

A noite chega e é hora de ir para o trabalho. Novamente, liga para Rebeca para lhe oferecer carona como sempre fizera, mas a moça não quer mesmo atendê-lo.

O tempo está ficando nublado. A caminho da faculdade, a chuva desprende-se do céu, pausadamente. No entanto, à medida que ele acelera, parece ir de encontro com um temporal. Certamente, compareceriam poucos alunos, mas o professor precisa estar em sala.

Chegando à garagem da faculdade, estaciona seu veículo, e, ao descer, pega sua bolsa no banco de trás juntando ao mesmo tempo alguns livros que estavam sobre o banco do carro. Com pressa, não percebeu que um dos livros havia caído. Foi direto para a sala de aula, não queria também encontrar sua noiva na sala dos professores. Nenhum aluno se fazia presente. A chuva impediria mais da metade da sala de comparecer.

O professor coloca seu notebook sobre a mesa e o deixa ligado para não perder tempo. Enquanto os alunos não aparecem, ele observa a chuva pela janela, os raios riscam o céu e os trovões são assustadores. Aos poucos, alguns alunos adentram-se na sala. Logo a aula se inicia. Os poucos presentes percebem que o professor está distante, confuso, não é o mesmo das outras aulas; ele não consegue desenvolver o assunto. Então, uma das alunas o interrompe:

— Professor, está tudo bem? O senhor parece cansado. Algo lhe preocupa?

— Sim, Alana! Estou ótimo, embora meu dia tenha sido inclemente. Realmente, estou um tanto cansado e preocupado, mas não é nada alarmante para que devam se preocupar. Obrigado por se importar... Guilherme, você poderia buscar uma água sem gás para mim, por favor?

— Claro, professor! Agora mesmo.

— Obrigado! Aqui! Leva o dinheiro.

— Não precisa, professor! Faço questão de lhe pagar esta água.

— Está bem, obrigado!... Então, como eu estava dizendo, para o filósofo em questão, o cristianismo é a negação da vida. Para ajudar no entendimento, ele se referiu à religião como uma grande decadência da humanidade.

Alana fica encantada com a teoria, seus olhos não saem do professor, e, atenta, toma nota de cada detalhe.

— Professor, então, esse filósofo a que o senhor se refere era ateu?

— Sua pergunta é interessante Alana! Ele não é um cara fácil de ser entendido. Vamos esclarecer algumas coisas sobre a vida dele: seus pais eram religiosos, porém ele não...

Nesse momento, o professor é interrompido. Há um estrondo no céu, uma tocha de fogo parecia cair sobre a terra. Um raio acabara de riscar a noite escura. Todos se agitam assustados.

— Professor, aqui está a sua água. Guilherme entra na sala.

No momento em que Guilherme entrega a água para Francisco, as luzes se apagam, a energia havia sido desligada. No entanto, entre um clarão e outro dos relâmpagos que riscavam o céu, foi possível um afago, embora rápido — fora excitante o entretocar dos dedos, que sucedera ao repasse da garrafa.

— Façam silêncio, por favor! Ninguém sai para os corredores. Vou à coordenação verificar a situação. Aguardem em sala, por favor.

O professor, com seu celular na mão e lanterna acesa, caminha pelo longo corredor até a coordenação, mas, antes de entrar, recebe o recado de que as aulas foram canceladas, que no dia seguinte poderá dar fim ao conteúdo.

— Obrigado! Vou avisar os alunos, poucos deles vieram, acho que amanhã teremos melhor proveito.

Assim que Francisco adentra a sala, os poucos alunos estão em algazarras e todos com seus celulares acesos. Alana está empolgada com as ideias do filósofo citado, e não quer ficar sem essa aula.

— Professor, continua! Estava tão interessante a aula. Fala mais sobre a questão que envolve o cristianismo e a modernidade. Com os celulares acesos podemos te ver e te ouvir falando.

Os outros alunos murmuram, querem sair e ignoram a moça. Guilherme também demonstra interesse em ficar.

— Professor, fica até o fim dessa aula. Animou Guilherme.

— Meninos, eu adoraria ficar e terminar o conteúdo. Eu sei que vocês adoram estudar, mas estão todos dispensados. Até amanhã!

Enquanto ele se enrola com seus alunos, Rebeca passa em frente à sala e percebe que estão demorando para sair, então ela segue rumo à garagem, onde aguarda em seu carro.

Francisco, querido por todos, despede-se, com entusiasmo, de seus alunos, afinal, ele queria deixar uma boa impressão do professor, personagem que o ajudava a encarar seu destino no mundo.

— Professor, sabia que o senhor mora perto da minha casa?

— Sério, Guilherme? Não sabia mesmo. Que bom!

— O senhor vai direto pra sua casa?

— Sim. Vou direto para minha casa e sozinho, por quê?

— Meu pai não pode me dar carona hoje, então, pensei em ir com o senhor, caso possa me levar contigo.

— Claro que posso, Guilherme. Assim, você me mostra onde mora, porque eu não faço ideia de onde seja.

— Ótimo, professor! Dá-me um minutinho para ir ao banheiro?

— Mas está escuro. O banheiro fica no fim do corredor.

— Será rapidinho. Esqueci meu... meu... minha caneta lá na pia.

— Está bem! Seja rápido.

O jovem rapidamente sai da sala e, com o celular na mão, faz uma ligação conversando em cochichos.

— Alô, pai! Não precisa me buscar, eu vou de carona com um amigo. Vou parar na casa dele, talvez, eu demore um pouco, não se preocupe. Beijos, pai. É, eu também te amo.

O professor já estava na porta e observou que Guilherme não tinha ido ao banheiro.

— Estou pronto, professor. Fui rápido né?

— Sim, Guilherme! Rápido demais. Sabe, uma vez, alguém me ensinou que é melhor falar a verdade, nem sempre é necessário criar uma situação.

— É! Minha mãe é evangélica e disse que a verdade liberta. Você se importaria se eu lhe contasse a verdade?

— Claro que não! Mas você quer contar sua verdade? Estou apenas brincando com você, não precisa me contar nada, Guilherme. A vida é sua. Não me deve satisfação.

— Mas quero contar, professor.

— Pode me chamar de Francisco. Tudo bem?

— Sim! Desculpe-me. Tudo ótimo.

Assim, os dois descem as escadas rumo ao estacionamento, onde Rebeca ainda aguarda ansiosa pelo noivo, escondida dentro do carro.

— Desgraçado! Vai dar carona para aluno, agora?! Eu mato você, Chico. Pensou ela consigo.

Francisco desliga o alarme do carro, abre a porta para o rapaz que encontra o livro no chão, e nem percebe o carro de Rebeca ali tão perto e, lentamente, sai com o veículo do estacionamento.

A moça revoltada resolve segui-los pela rodovia. Liga para seu noivo, que não escuta a ligação.

— Professor, seu telefone está acendendo. Alguém está ligando para você?

— Só um momento! Preciso ir devagar. Guilherme, você pode pegar o celular no meu bolso, por favor?

— Sim! Claro. Mas, vou ter que usar as duas mãos e pegar na sua perna.

— Tira logo o celular e me diga quem é!

— Pronto! Está escrito "amor".

— Ah! É minha noiva. Atende e coloca no meu ouvido, por favor.

— Está bem! Estou nervoso. Fez como o havia orientado o professor.

— Alô, Rebeca! Você pediu para eu não falar com você por uns dias. Aconteceu alguma coisa? Você está em casa?

Rebeca pensa rápido no que dizer e com a voz insegura inventa uma desculpa qualquer.

— Eu estou na casa de uma amiga. Liguei para saber se você já estava em casa. Fiquei preocupada com a tempestade.

— Não se preocupe comigo. Estou a caminho de casa ainda, demorei um pouco conversando com os alunos. Então, tchau, querida!

— O senhor é casado? Indagou-lhe o aluno.

— Não, não, como já lhe disse, é a minha noiva. Qual a sua idade, Guilherme?

— Tenho vinte e três anos e o senhor professor?

— Eu tenho trinta anos.

— Que legal! O senhor é muito inteligente.

— Obrigado! Você é um bom garoto. Desculpe-me perguntar, mas o que você queria me dizer na faculdade?

— Já nem me lembro. Quer que eu coloque o celular de volta em seu bolso?

— Não é necessário. Segure ele, já estamos quase chegando.

Enquanto isso, Rebeca os seguia como detetive em busca de uma verdade. A jovem parece ansiosa, aflita.

— Professor, eu moro na segunda casa logo à frente, depois da sua casa.

— É sério? Todo esse tempo, eu não sabia disso.

— Nasci ali. Nunca morei em outro lugar. Há vinte e três anos, vivo neste lugar.

— Então, chegamos. Quer que eu te deixe em frente à sua casa?

— Não será necessário. Está muito cedo, vou caminhando, assim aprecio a paisagem. A chuva já parou e a luz aqui parece que não acabou.

— É verdade. Então, eu vou entrar, tomar um vinho para relaxar e, talvez, assistir a um filme.

— Adoro filmes, principalmente, se acompanhado de um bom vinho...

— Seu pai não se importa?

— Com o quê?

— Com o vinho.

— Não. Em casa, tomamos sempre. É rotineiro. Segundo meu pai, uma taça nos ajuda.

— Então, quer tomar uma taça comigo?

— Não será incômodo, professor?

Os dois sorriem, enquanto o professor aciona o controle do portão para adentrarem. Rebeca, parada na esquina de trás, observa que o jovem não havia descido.

— Não quero incomodar muito professor.

— Eu digo a hora de você voltar para casa, não se preocupe, Guilherme.

A conversa estava fluindo naturalmente, os dois se divertiam trocando palavras vazias e Rebeca para em frente ao portão. Os dois saem do carro e sobem correndo a escada que dá acesso à sala. Nervosa, Rebeca, segue para a sua casa bem perto dali.

Na sala da casa de Francisco, Guilherme se sente tímido, não sabe para que lado olhar, se senta ou se levanta.

— Gui, vou pegar uma bermuda no quarto. Em breve, eu desço.

— Está bem, professor! Eu espero aqui.

— Falei para não me chamar de professor, chamo-me Francisco. Também pode me chamar de Chico, tudo bem?

— Combinado, Chico.

— Melhor assim. Quer conhecer a casa?

— Claro! Sua casa é linda.

— Então, sobe, vamos lá no quarto, depois que me trocar, mostro-te o restante.

Os dois sobem as escadas. No quarto, de costas para Guilherme, Francisco tira, suavemente, a camisa e a calça jogando tudo sobre a cama e se vira de frente para o garoto, que, aparentemente envergonhado, olha para as paredes.

— Desculpa-me, Guilherme! Por alguns instantes, esqueci-me de você aí atrás. Pega essa bermuda para mim, que está em cima da cadeira, por favor.

— Sim! Aqui está.

— Agora, vamos descer, vou te levar aos outros quartos, na cozinha e, depois o melhor: vamos ao jardim, lá é perfeito à noite.

O professor mostrou toda a sua casa ao garoto, em seguida, acionou as luzes externas e desceram para o jardim.

— Além da sua casa ser linda, este jardim é perfeito, Francisco!

— Venha! Vamos sentar aqui, neste banco. Daqui podemos ver o céu, as estrelas...

— Não tem estrelas hoje, professor. Observou o aluno.

Então ambos sorriem muito, enquanto Francisco desliza a mão sobre o ombro do rapaz.

— Guilherme, quando você me levou água hoje na sala de aula, havíamos nos tocado. O que foi exatamente aquilo?

— Nada, Francisco. Quis tocar sua mão.

— Assim como eu estou só tocando você agora?... Ah! E pode me chamar de Chico.

— Sim. Foi só um toque inocente, Chico.

— Mas agora não vejo inocência. Eu estou tocando seus ombros.

— O senhor está noivo da professora Rebeca.

— Desculpe-me, eu devo ter entendido errado. Você conhece minha noiva?

— Sim. Ela ministra a disciplina de Direito Civil, na minha turma.

O silêncio toma conta naquele momento. Os dois ficam inertes, sem reação, sem saber o que dizer. Todavia, intencionando quebrar o silêncio, que havia se instaurado, o professor se manifesta:

— Guilherme, eu acho melhor você ir embora. Logo ficará tarde.

— Mas ainda não tomamos vinho nem assistimos ao filme.

— Você quer? Tem certeza, Gui? Não se sente incomodado?

— Não. Pelo contrário, Chico, quero tomar vinho e ver filme com você.

Francisco se levanta rápida e saltitantemente, enquanto o rapaz fica no jardim.

— Venha! Ficará sentado sozinho? A televisão está aqui dentro e o vinho na geladeira.

— Estou indo, querido professor. Sirva-me o vinho.

Ele entra, Chico fecha a porta. Vai até a janela e verifica que a luz do apartamento do prédio ao lado estava acesa. Isso chama sua atenção. Ele volta para a sala, pede para Guilherme se sentar e vai à busca do vinho, trazendo-o servido em duas taças. Os dois bebem em um único gole, sentem-se felizes. Chico, pela primeira vez, sente-se realizado, completo. A angústia do casamento, naquele momento, deixou de existir. Por um curto momento, sua existência parecia fazer sentido.

— Vou buscar outra taça de vinho. Você também quer?

— Quero mais uma, duas, ou até três, quem sabe...

— Calma, rapazinho! Assim, não vai descer nem as escadas, muito menos encontrar a porta de saída.

— Não acho uma má ideia. Meu pai sabe que vou chegar tarde, eu o avisei. Posso dizer que vou dormir fora. Ele pensa que estou na casa de um colega da faculdade. Na verdade, aqui, estou muito mais seguro, penso.

— Então, a noite é nossa?

— Sim. Só nossa, Francisco! — Mas, não te garanto essa segurança toda, não. Vai que eu resolva te atacar, jogar-te pela janela. Depois, digo que foi um acidente. Brinca o professor.

— Não diga bobagens, professor. Assim, posso ficar assustado e precisar de um abraço pra me acalmar. Devolve o aluno à brincadeira iniciada por Francisco.

Dessa vez, Guilherme acompanha Francisco até a cozinha para a segunda taça de vinho. Ao voltar para sala, o professor liga a TV.

— A que filme você quer assistir, Gui?

— Não sei! O que você propuser, Chico.

— Não. Você quem irá escolher. Quero ver algo do seu agrado.

— Que tal terminarmos nosso vinho?

— É uma ótima ideia, Gui! Mas, antes, vamos brindar à chuva.

— E, também, à queda de energia, caso contrário, eu não teria pedido a carona.

— Então, brindemos à carona, à chuva... a nós dois.

— Quero brindar, exclusivamente, a este encontro, ao nosso momento, professor!

Assim, o brinde acontece e, antes do filme, vem a terceira taça de vinho. Ambos já estão rindo mais do que crianças no circo. Na verdade, são eles os dois palhaços.

Encontrar ao que assistir parecia a coisa mais complicada e impossível para eles, até que, enfim, optaram por um filme de terror. Guilherme, sutilmente, deita no colo de Chico, após a última taça de vinho. Desconcertado, o professor não sabe como reagir, afinal, ele está noivo e a aliança em seu dedo não o deixa esquecer de seus conflitos. Gui observa sua mão.

— Posso ver a aliança? Quero tocá-la.

— Pode sim. Na verdade, sempre que chego em casa, retiro-a.

— Então, eu a tiro pra você.

— Faça-o, por favor!

Quando o jovem termina de tirar a aliança, Francisco se transforma. O professor é tomado por uma culpa e, com os olhos cheios de lágrimas, toma-a das mãos do garoto.

— Guilherme, isso não é certo. Não vamos terminar o filme. Você precisa ir embora.

— Professor, fiz algo de errado? Desculpa, se o fiz, não tive a intenção.

— Você não fez nada, Gui. Eu não deveria estar fazendo isso. Eu vou me casar com a Rebeca. Entende? Me perdoa por ter sido indelicado. Pega, pode olhar a aliança.

— Entendo! A culpa foi minha. Eu planejei tudo, não quis deixar passar a oportunidade, Chico. Você nunca percebeu que olho para você de maneira diferente? Seus olhos também brilham quando me veem. Eu não tenho uma namorada. Sei que não é isso o que eu quero. Não tenho o direito de entrar na sua vida. A escolha é sua, a decisão é sua. Eu sei que minha condição é esta: eu vivo feliz porque escolhi viver como sou, dentro da condição que nasci. Portanto, consigo entender você. Eu sou um garoto mimado, que não tem nada pra se preocupar. Não tive uma vida difícil... Meus pais me entendem, me aceitam e me amam... irão amar você também... Sim, Chico! Eu amo você... há quatro anos você é meu professor. Eu te amo... meus pais sabem disso. Contei isso a eles. Agora eu vou pra casa.

— Estou sem palavras, Guilherme. Perdão, não quis te magoar. Não sei lidar com isso. Essa coisa de aceitar... de viver minhas emoções e minhas explosões... isso me queima, sufoca-me e mata-me por dentro. É difícil demais para mim. Penso, frequentemente, em morrer para não conviver comigo mesmo e sob esta condição. Vejo que, para vocês garotos de agora, parece mais fácil. Minha criação foi diferente, eu tinha que engolir o choro, esconder dos outros, não falar muito para não ser notado, fingir para não perder o emprego. Eram tantas coisas, que morrer seria uma opção melhor. Isso não se resolve assim, de uma hora para outra. Estou noivo, estou noivo de uma mulher, a qual não amo, com a qual não sinto o mesmo prazer que sinto com o seu toque. Você entende isso? Sua presença mexeu muito comigo. Eu, eu...

As lágrimas descem dos olhos do professor, as quais tenta conter. Engasga-se com palavras que não foram ditas.

Nesse momento, a aliança que estava nas mãos de Guilherme cai sobre o chão da sala rolando pelo tapete, onde se encontra o sofá.

— Desculpe-me! Deixei-a cair sem querer.

— Não se preocupe! Encontrá-la-emos pela manhã.

— Amanhã? Mas, estou indo embora agora. Não consigo mais olhar você nos olhos, professor.

— Não vá embora! Vamos para o quarto. Sinto-me feliz com você aqui. Desculpa se fui deselegante.

Os dois sobem as escadas trocando carícias, as taças vazias são jogadas no chão da sala e viram cacos. As roupas vão ficando nos degraus, e a noite, termina como Chico nunca imaginara. Ambos são tomados pelo sono. Dormem grudados, que parecem ser um só corpo.

Francisco é o primeiro a acordar. O sol já havia aparecido no céu. Ele se levanta, toma um banho e, envolto na toalha, vai até a janela para abrir a cortina. No prédio ao lado, o jovem parecia observar algo. Ambos se olham por um momento, mas, imediatamente, Chico fecha a cortina e volta para cama.

— Guilherme, já são mais de oito horas. Seu pai ligou para você. Vi no visor do seu celular.

— Quero dormir mais um pouco. Deixa-me.

— Vou descer para fazer um café. Aguardo-te, na cozinha. Vamos, vamos, levante-se! Ou quer que eu te dê um banho frio?

— Deixe-me dormir! Não gosto de banho frio.

Guilherme puxa Francisco pelo pescoço e os dois se beijam com paixão. O beijo é interrompido por um curto silêncio, enquanto os dois fixam os olhares. As mãos de Chico percorrem os cabelos do garoto, seu coração é tomado de tormento, onde existir dói. No seu dedo, a ausência da aliança lhe causa ainda maior remorso.

— Gui, é sério aquele lance de que você me ama desde que me conheceu? E que seus pais sabem e iriam me amar também? Isso é sinistro para mim, não sei lidar com isso.

— Sim. Eu estava bêbado, mas sei de cada palavra que falei. Noto que seus olhos estão inchados de chorar, porque você está noivo da Rebeca. Entendo sua posição, só não me mande convite para o casamento.

Chico o interrompe colocando a mão suavemente em seus lábios.

— Case-se comigo?

— Casar com você? Mas você está noivo! Eu quero alguém que seja livre e que saiba o que quer. Não quero nada pela metade. Em apenas uma noite, você quer se casar comigo? Eu te amo há quatro anos, mas você mal tinha me notado.

— Guilherme, eu decidi agora. Desfaço meu noivado e caso-me com você. Eu quero viver minha vida com você. O que senti ontem, no momento em que você tocou a minha mão, nunca senti por Rebeca nem por ninguém. Eu não quero viver uma vida que não seja a minha. Chega de mentir para mim mesmo! Chega de mentir para todos, principalmente, para Rebeca.

— Irá contar isso pra ela? Ou ficaria comigo e com ela até que tomasse coragem ou que ela descobrisse tudo?

— Contarei a ela oportunamente. Ela não quer que eu fale com ela por uma semana.

Francisco vai ao quarto vizinho, que fica do outro lado da escada, retornando com uma corrente nas mãos, coloca-a no pescoço de Gui e beija-lhe em suas bochechas.

— Esta corrente é a prova do que senti esta noite. Quero que a use e não se esqueça de que eu te quero do mesmo modo que você me quer. Vou aprender a te amar. Você é o primeiro homem na minha vida. Gui, aceita se casar comigo?

— Quanta coragem, professor! Dou-te a resposta após o banho. Que sorte a minha, essa tempestade de ontem.

— Está bem! Enquanto você toma seu banho, descerei para preparar nosso café. Confesso que estou ansioso por sua resposta. Também estou grato pela tempestade.

CAPÍTULO VIII

CAFÉ COM REBECA

Francisco vai para a cozinha ora assobiando, ora cantarolando, parece feliz, enquanto prepara uma omelete e panquecas para seu amado. A mesa está preparada, delicadamente organizada. A aliança "perdida" estava bem ao lado, no cantinho da mesa; havia a encontrado assim que descera do quarto. O professor lança fixamente seu olhar sobre ela e para o seu dedo vazio e marcado.

Duas batidas na porta o interrompem. Imediatamente, ele atende a porta, tendo uma grande surpresa.

— Rebeca! O que faz aqui? São oito horas da manhã! Você não queria me ver por uma semana?! Disse-me que esperaria eu te procurar.

A porta fica entreaberta. Contudo, Rebeca não entra na casa. Chico fala quase cochichando, estava receoso, uma vez que Guilherme encontrava-se em seu quarto.

— Francisco, você está me escondendo alguma coisa? Diga-me que não é o que estou pensando, por favor!

— Como poderei saber o que você está pensando, Rebeca?

— Segui você ontem, depois da faculdade. Por isso, liguei para você. Vi você com um aluno no carro e vi que ele entrou com você. Responda-me se é o que estou pensando, Francisco!

Nesse momento, do alto da escada, Guilherme, sem notar a presença da moça, exclama entusiasmado:

— Eu aceito! A resposta é sim, Chico. Quero me casar com você. Eu te amo. Eu sei que pra você isso tudo é novo, mas eu gosto de você, desde o primeiro dia que te vi, desde a primeira aula. E guardei este amor por quatro longos anos, até que a tempestade nos uniu. Deus está a nosso favor, Chico. Que bênção aquela chuva!

Francisco se vira, rapidamente, e fica afônico, engasga-se, não sabe o que dizer. Rebeca empurra a porta com força, abrindo-a totalmente.

— O que é isso que eu ouvi, Francisco Emídio? O que está acontecendo aqui? Aliás, o que aconteceu aqui? O sofá desarrumado, a TV ligada, cacos de vidro espalhados. Que palhaçada é esta? Quem é este garoto? Estou chocada! O sangue de Jesus tem poder! Amarra senhor! Eu vou matar esse pirralho!

Ainda sem saber o que falar e soltando as palavras pela metade, Chico tenta se explicar. Guilherme fica pasmo, atônito, não se mexe, parece estar pregado sobre o piso, quase sem respirar.

— Rebeca, escuta-me, por favor! Não é o que você está pensando.

— Não é necessário explicar nada, já entendi tudo! Entendo bem você, um homem com a sua idade e solteiro... Você acha que as pessoas do nosso convívio não desconfiam, não comentam de você, Chico? Guarda para você suas palavras, não consigo adjetivos que te definam nesse momento. Como eu sou burra! Como eu não notei. Você sempre todo certinho, queridinho por todos, sempre usando a desculpa do sentido da vida... Você está sem a aliança? Só pode ser brincadeira! Não estou acreditando... ser trocada por um...

— Não seja irônica, Rebeca! Suas palavras cortam como navalha, estão me machucando. Seja madura! Pensa comigo: você tem a mesma idade que eu e também nunca se casou. Você acredita que não dá as mesmas razões para falarem as mesmas coisas de você? Todo mundo tem que se casar? Isso é uma obrigação? Ninguém pode viver como gosta ou como quer? Então, sente-se, meu amor. Vamos tomar um café, tem para nós três.

— Então, é sua vez de ser irônico? Assim, sua máscara cai, rapidamente.

— Não quero ser irônico, Rebeca. Quero ser honesto do meu jeito. Portanto, se precisar, vou ironizar também. Não somos crianças. Cansei-me de suas atitudes infantis. Cansei-me de nós!

— Cansou-se de mim, trazendo esse...

Francisco interrompe a professora, enquanto ela esbraveja.

— Pode descer, Gui!... Sim, Rebeca! Eu sou gay, "veado", "bicha", "biba", "marica", como você preferir. Não me importo mais com isso. Cansei! Minha cabeça não processa tudo isso, meus pensamentos me tiram a paz, eu não escolhi. Entenda-me, por favor! Eu sou homem como todo homem, só tenho uma condição diferente. Eu não decidi ser gay em um belo dia de sol, ao ver um rapaz. Eu também não decidi isso, naquela noite tempestuosa em que Guilherme apareceu, eu sempre fui assim. Deus sabe o quanto negar isso é doloroso. Não posso renunciar a mim mesmo, esta é a minha verdade e, agora, sinto-me liberto. Só Deus sabe o quanto me esforço para parecer normal diante da sociedade, de você. Deus sabe do esforço que faço, da energia que gasto para conter meus desejos. Chega! Chega de viver me escondendo como se eu fosse um bicho feroz. O fato de eu gostar do mesmo sexo não muda quem eu sou, não me torna pior nem melhor.

— Quero morrer, Chico! Mata-me! Será melhor para mim. Mata-me de uma vez. Não vou saber lidar com isso. Quero morrer... quero matar vocês dois! Vai. Crava essa faca em meu peito... você tem uma arma... me tira a vida... me joga pela janela, mas não faça isso comigo!

— Desce, Gui! Francisco convida, novamente, o garoto. Chega de mentiras! Vamos encarar os fatos, Rebeca! Chega de drama, basta por hora! Não pagamos ingresso para assistir ao seu espetáculo. Seja madura uma vez na vida! Repreende-a.

— Não, professor! Não quero me meter na história de vocês. Eu vou me trancar no seu quarto. A sua noiva está muito alterada.

— Pode descer. Venha tomar café conosco. Não tenha medo. Estou me sentindo como se tivesse nascido ontem, leve, livre, sem pesos. Desça! Venha se sentar ao meu lado, porque a Rebeca já está bem na minha frente. Isso vai facilitar nossa conversa não é, "professorinha"?

— Francisco, você não vai me humilhar na frente desse pirralho ou vai? Já basta tudo o que eu ouvi. Esse moleque virou a sua cabeça, só pode ser isso... Você só bebeu demais e está confuso. Você me ama, lembra disso? Você me ama. Diga-me que foi só uma bebedeira, que isso tudo é uma pegadinha. Esse moleque não pode virar a sua cabeça assim, fazer você mudar de ideia, Chico.

Guilherme, não aceitando o fato de ser chamado de pirralho, desce e senta-se à mesa.

— Com licença! Prazer, Rebeca! Meu nome é Guilherme, sou também seu aluno, me formo este ano e não sou pirralho, nem sou moleque, aprenda a respeitar uma pessoa e, principalmente, aprenda a se retirar quando entender que o lugar já não te cabe mais. A propósito, na faculdade, todos perguntam porque será que a senhora nunca se casou. Não acha isso anormal? A senhora fala de idade, mas é três anos mais velha que o professor. Chico, meu amor, me passa o café por favor!

Gui também ironiza, pois não gosta de ser chamado de pirralho. A professora é extremamente deselegante ao ponderar sobre a sexualidade de Francisco. Tudo isso, chateou o rapaz, profundamente, tendo em vista ele amar o professor.

— Eu vou embora! Essa humilhação é desnecessária. Você vai se arrepender Francisco Emídio! Depois será tarde demais. Deus lhe castigará por isso. Sou evangélica e não compactuarei com sua escolha. Que Deus tenha pena de vocês no juízo final! O que se faz aqui, aqui também se paga. Aguardem.

— Está nos ameaçando, professora? Indaga-lhe o aluno.

— Não estou falando com você, pirralho! Fica quieto, no seu canto!

— Não é minha escolha, Rebeca! É uma condição... Ah, que se dane! Nunca é tarde demais para ser feliz, Rebeca. Pensa nisso! Você ainda tem muito tempo, a vida não é tão perfeitinha como você quer desenhar. Gui me deu essa lição. Parece irônico um garoto de vinte e três anos nos ensinando como viver. Conhece a frase "a verdade vos libertará"? Guilherme trouxe mais significado à expressão. A verdade vai libertar você, Rebeca. Já descobriu qual é sua verdade neste mundo? Você se ocupa tanto com as aulas e com seus cultos que não sobra tempo para nada. Será que não esconde algo, aí, dentro da sua santidade?

— Não permito que você fale comigo desse jeito e, na frente desse garoto! Continua, que não responderei por mim.

Rebeca, desesperada, decide ir embora. Antes de descer as escadas, retira a aliança, jogando-a no jardim e não perde a oportunidade de desabafar ainda mais, a jovem estava descontrolada. Talvez, um dia ela repense tudo isso.

— Calhorda! Você vai se arrepender, Francisco. E, quanto a você, Guilherme, ferrar-te-ei na faculdade, maldito pirralho! O inferno te espera, converta-se, garoto!... Você também, Francisco... Vocês estão possuídos! O demônio tomou conta de vocês. Renunciem ao inferno, enquanto podem. Vou orar por vocês... Infelizes! Quero que morram.

Parados na escada e em silêncio, os dois observam Rebeca atravessar o jardim, destilando toda sua raiva. Desesperada, a moça entra em seu carro. As lágrimas deslizam, suavemente, em seu rosto, engasga-se, enquanto se desfaz das chaves e do controle do portão da casa de Francisco. Mal pode entender o que está fazendo, mas coloca uma música e sai numa manobra arriscada, cantando os pneus, sem o cinto de segurança e sem pensar nas consequências, sendo inevitável o acidente no primeiro cruzamento.

CAPÍTULO IX

A FESTA

Chico e seu namorado já haviam fechado o portão e conversavam sobre o que acabara de acontecer. Eles também não se sentiam bem com toda a situação. Desentenderam-se como previsível, os sinais eram evidentes, era necessário restabelecer a ordem no momento. Contudo, não presenciaram o acidente, ambos souberam, no dia seguinte, pelo jornal local e nas redes sociais. Não se falava sobre outra coisa, somente sobre o acidente envolvendo a professora Rebeca.

O que Chico não esperava é que o jovem do apartamento do prédio ao lado assistira toda cena.

Em uma manhã do mês de novembro de 2005, o dia estava lindo e ensolarado, uma segunda-feira perfeita, em que Francisco estava de folga. Aquele ano, até então, vinha sendo de grandes descobertas e aceitação para o professor. No amor, estava, aparentemente, muito bem resolvido. No entanto, sua vida inteira fora de uma grande batalha interna.

As dúvidas quanto à sua sexualidade eram latentes, embora sua relação com Gui estivesse indo muito bem. Os dois faziam planos para os fins de semanas e para os dias de folga. Naquele dia, estava sendo planejado um churrasco com alguns convidados.

Guilherme não trabalhava, estava terminando a faculdade e não sobrava tempo para laborar. Morar com seus pais ainda era a melhor decisão, mas o professor queria ter uma nova experiência, queria dividir a vida com o rapaz, que morassem juntos como duas pessoas que se amam.

A formatura de Gui seria no final do mês seguinte e a festa já prometia grandes acontecimentos. Todos estavam muito felizes e muito orgulhosos, afinal, o garoto iria se formar em Direito. Seus pais o amavam muito. Era filho único. Dessa forma, adotaram Chico não só como genro, mas também como um segundo filho.

Gui e seus pais Augusto e Solânea estavam reunidos para um almoço, na casa de Francisco. Aos sogros — maneira como o professor referia-se aos pais do seu namorado —, sentados à mesa, fala sobre o churrasquinho que fariam à noite, no qual estariam presentes alguns amigos. Entretanto, Augusto se queixava do cansaço, uma vez que teriam muitos jovens e o barulho o incomodaria. Por outro lado, Solânea era mais espirituosa, festiva. Pensava no seu novo penteado, sua vaidade fazia-se notória, vivenciada além do que o seu próprio nome possa mensurar.

É uma pessoa extremamente querida. Chamam-na, os mais íntimos, de Sol, e, por onde ela passa, realmente, tudo fica mais radiante. Chico não poderia ter uma sogra mais perfeita. A vida o presenteara com um namorado inaudito e, juntos com seus pais, seriam uma família admirável. Não lhe faltava nada. Sentia-se pleno quando se reuniam.

A noite se aproxima. Solânea e seu esposo decidem regressar à casa onde residem. Com um aceno de mãos e um largo sorriso, a mãe do garoto manda beijos para o casal e despede-se, deixando Francisco e Guilherme a sós.

Diante da correria para que tudo ficasse impecável antes da chegada dos convidados, Gui demonstrava preocupação, pensava em dar a notícia de que iriam, definitivamente, morar juntos.

A festa será no jardim, ao lado da varanda, próxima ao lago ornamental. Eles carregam as mesas e as cadeiras, montam alguns jarros com flores, deixando o jardim ainda mais bonito.

Os convidados em breve chegariam. Tudo já se encontra devidamente, preparado para recebê-los assim como Gui havia planejado. O cuidado que ele desprendeu deixa Francisco orgulhoso.

— Gui, estou orgulhoso de você, meu amor! Tenho muita sorte de tê-lo encontrado. Devo tudo àquela tempestade daquela noite na faculdade. Isso será inesquecível.

— Eu quem sou sortudo por ter conhecido você, uma pessoa muito querida. Foi um presente de Deus; mas não pense que a tempestade foi a principal personagem na nossa história. Eu havia planejado aquele encontro em minha mente, só não sabia que seria naquela noite. Todavia, a situação preponderou para a execução do ato. Eu te amo, meu amor!

Os dois vão para dentro de casa e sentam-se no sofá. Estão exaustos.

— Chico, estou muito cansado! Vou tomar um banho quente. Você virá comigo?

Na sala, a música toca no último volume, em sequência aleatória. Os dois seguiram para o quarto, tiraram suas roupas e, em um tremendo frenesi, amaram-se, inócua e espontaneamente. Imediatamente, após findado o ato usual e afetivo de, reciprocamente, possuírem-se, banham-se sob os fios sedantes de água, a qual corria, torrencialmente, sobre seus corpos despidos. Logo ouvem buzinas e algazarras no portão, são seus amigos chegando. Gui vai até a janela verificar e avisar os seus convidados de que o portão se encontra destravado e que os mesmos tomassem a liberdade para entrarem.

— Podem entrar! Aguardem na varanda perto do lago. Em breve descemos.

Os dois se apressam no banho.

— Gui, não deveríamos ter feito isso! É feio os convidados chegarem e não estarmos à espera para recebê-los.

— Relaxa, professor! São de casa, eles não irão se incomodar. E são apenas três pessoas. Até o presente momento, vieram apenas meus convidados. Certamente, você não os conhece ainda. Os dois morenos são casados e vivem discretamente. O loirinho dá muita "pinta" como estamos vendo aqui de cima.

— Por favor, Gui, comporte-se na frente dos convidados! Não estou adaptado. É muita novidade para mim. Não gostei da forma com que o loirinho olhou para você, lá debaixo.

Os ânimos começam a se esquentar entre os dois.

— Chico, meu amor, para de besteira! São meus amigos e também são os seus.

— Não me faça passar vergonha. Está bem?

— Sim, mestre! Entendido. Agora, vamos descer e recebê-los. Já vi que tem outros chegando. Aqueles foram convidados por você. Não os conheço.

— Logo irá conhecê-los. São héteros e não sabem de mim, também dão aula na faculdade.

— É! Mas essa história de héteros e os cuidados a que você se refere significam fingir que somos amigos?

— É isso mesmo! Você acha que consegue?

— Claro que sim! Mas quanto aos meus convidados não posso dizer o mesmo. Nem todos são assim tão reservados.

— Não tem problema. A festa é para eles. Apenas gostaria que nós dois fôssemos como bons amigos só por hoje, promete?

— Prometido! Não estou curtindo a ideia. Mas se te fará bem, estarei bem também.

— Ótimo! Agora, vamos descer.

Ambos trajando calça e camiseta pareciam formais demais para uma festa na própria casa. Porém, Chico queria passar essa impressão aos convidados. Então está tudo certo, o que importa é receber os convidados com carinho.

Enfim, eles chegam ao jardim, que está completamente iluminado e dão as boas-vindas aos convidados. Faltava só a mãe de Guilherme, que apareceria logo em seguida.

— Então, sejam todos bem vindos à nossa festa. Agradeço aos meus amigos e também aos convidados do Guilherme. É um prazer ter todos vocês conosco, nesse momento. Bebida para todos e vamos nos divertir.

A música estava alta, todos pareciam felizes, conversavam, sorriam, enquanto Francisco e Guilherme serviam os convidados.

Solânea chega sozinha, apesar da tentativa de ser discreta, não fora possível, estava tão bem vestida, que parecia não se enquadrar aos outros.

— Mãe, você está linda! Só exagerou um pouco.

— Filho, não seja bobo! Se não for pra chegar chegando, prefiro nem chegar.

Os dois se divertem, sorrisos intensos faziam reluzir felicidade em ambos. A mãe de Guilherme só não sabia de um detalhe: que seu genro não havia se apresentado ainda como gay para seus amigos da faculdade, então, um momento de tensão toma conta do espaço, quando Chico serve a ela uma bebida e cumprimenta-a com um beijo na testa.

— Gente, esta é uma noite muito especial para mim. Quero que seja para todos vocês.

Entre um gole e outro, a sogra de Francisco fala muitas coisas. A ideia principal era encantar os convidados com suas piadas ultrapassadas e fazer com que todos se divertissem. Gui observa que sua mãe consegue fazer com que todos riam de suas piadas.

Francisco a deixa entre os convidados e entra na sala. Guilherme entende e o acompanha.

— Meu amor, esta festa está muito boa! Todos estão se divertindo. É uma pena que seu pai não pode vir.

— Meu pai está velho, não curte mais barulho. Já minha mãe está exagerando. Prepare-se que, quando ela bebe, não me responsabilizo.

— É sobre isso mesmo que queria te falar: se você poderia dar uma segurada nela.

Os dois se beijam e se olham intensamente. Parados, no centro da sala, observam felizes pela fresta da porta que os convidados estão gostando da festa. Decidem voltar. Solânea já estava alterada, o álcool estava fazendo efeito.

— Eu quero fazer um desabafo. Escutem-me, por favor!

— Mãe, o que você está fazendo? Pergunta o rapaz, aproximando-se.

— Relaxa filho! Mamãe ama você.

— É! Eu também te amo, mas tá me assustando. O que você quer falar?

Então, quase caindo do salto, ela sobe em uma cadeira e pede atenção de todos:

— Atenção! Atenção! Gostaria de agradecer a todos que aqui estão, em especial, ao meu filho por ser tão querido, tão maravilhoso, sempre me enchendo de orgulho.

A fala de Solânea já distorcia, ela estava bêbada, mas estava divertindo os convidados. O professor observava, à distância, confuso e assustado.

— Meu Deus! O que ela está fazendo?

— Como eu estava dizendo, meu filho só me dá orgulho, é formando em Direito e hoje está firmando compromisso com Francisco, os dois estão comemorando o amor entre o mesmo sexo. Como vocês estão vendo, a cara de felicidade deles denuncia, né, gente?! Olhem para o Chico! Olhem...

— Mãe, desça dessa cadeira! Desce, por favor! O Chico não...

— Filho, calma! Sua mãe está apenas feliz por você. Deixe-me falar.

— É! Mas você está exagerando.

— Eu não acho, mas...

O clima de tensão toma conta do semblante dos jovens apaixonados. Os convidados aplaudem, menos o casal de professores convidados de Chico que se levanta, rapidamente, e vai embora sem nada dizer.

— Mãe, olha o que você fez! O Chico é reservado, ele não sabe lidar com isso ainda. Ele não vai saber como chegar na faculdade na próxima semana de aulas.

Francisco se aproxima, enquanto os outros convidados aplaudem.

— Guilherme, deixa! Está tudo bem. Sua mãe se excedeu um pouquinho no álcool. Depois, eu me viro com meus amigos.

— Desculpa, professor! Eu não sabia, eu só queria compartilhar minha felicidade, sou tão feliz por vocês.

— Tudo bem, Solânea! Vamos levar você para dentro e te colocar no sofá.

— Meu amor, desculpa minha mãe! Eu não imaginava que ela faria isso com você.

— Não se preocupe! Está tudo bem, Gui! Pessoal, vou com o Guilherme levar esta senhora para sala. Ela vai descansar no sofá, mas a festa continua.

Os dois a conduzem com dificuldade. Subir aquelas escadas com Solânea bêbada não era tarefa fácil, mas conseguem levá-la para o sofá e voltam para a festa.

Francisco e Guilherme resolveram tomar um drink. Depois do primeiro, veio o segundo e, assim, entre algazarras, música e álcool, a noite passava rápido para todos. O professor não estava preocupado com nada, apenas se entregou à noite e curtiu cada minuto com os amigos e com seu namorado.

Na manhã seguinte, o casal, ao acordar, queixa-se de dor de cabeça. Solânea ainda está no sofá da sala, parece morta. Chico se levanta e Guilherme o agarra, insinuando intimidades. Todavia, o professor se queixa:

— Temos que fazer o café para nós. E sua mãe está na sala, meu amor.

— Não se preocupe! Apenas me beije, Chico.

Assim os dois se entregam ao prazer da carne, ao ato sublime do amor.

Solânea, enfim, acorda e ouve barulhos no quarto. Então, ela se joga, novamente, ao sofá, cobrindo a cabeça com as almofadas e acaba em um sono profundo, que nem viu os rapazes descerem, é acordada com seu filho sacudindo seus ombros e chamando-a.

— Mãe, o café está pronto! Acorda! Venha se sentar conosco.

— Filho, estou morta de dor de cabeça! Onde está o seu pai?

— Vou ligar pra ele, mãe! Deve estar tudo bem.

Enquanto Guilherme faz a ligação, sua mãe se desculpa com Francisco pelo ocorrido na festa.

— Não foi nada demais, Solânea! Tudo acabou bem. Foi uma festa maravilhosa e você foi parte da nossa alegria.

— Mãe, já falei com o papai. Ele está bem. Está vindo tomar café com a gente.

— Está bem, meu filho! Nem ouse falar do meu vexame para o seu pai.

— Relaxa, mãe! Papai é um ser evoluído. Estou feliz que você se divertiu. Veja! Ele acaba de chegar.

A família está toda reunida e a conversa se torna acirrada, regada por um delicioso café. O dia estava bonito. Logo os dois ficariam a sós, pois os pais de Guilherme já mencionaram a saída. Solânea não parecia acreditar em seu filho sobre o ocorrido na festa e fez questão de apressar Augusto, alegando a dor de cabeça. Os rapazes ainda não haviam tomado o banho matinal. Subiram as escadas para o quarto indo para o chuveiro onde tudo recomeça. Eles estavam muito apaixonados.

— Isso é loucura, Gui! Assim, vamos morrer a qualquer hora.

— Não reclama! Daqui a pouco, quero mais.

— Acho melhor descermos e darmos uma organizada no jardim. Temos muitas coisas pendentes. Teremos uma vida inteira para ficar na cama e sob chuveiro. Vamos, rapazinho! Vista-se e vamos dar um jeito na vida.

— Está bem, professor Francisco! Vamos pôr ordem na bagunça!

Era muita coisa a ser feita, mesas para limpar, lixo a recolher e algumas louças a serem lavadas. Aquele dia acabaria pesado e cansativo.

Guilherme parecia exausto. Quase tudo estava organizado, quando, no ímpeto, arranca sua camisa e se joga na piscina. Chico termina todo o resto observando seu namorado mergulhando.

— Vem, Chico! Pula aqui.

— Estou ocupado, Guilherme! Não me faça parar o trabalho. Se eu for aí, vou te afogar.

— Então, pode vir! Estou pronto para morrer em seus braços. Vem!

— Vou, assim que terminar. Controle-se, Gui! Já estou terminando.

— Estou te esperando. Traga-me uma bebida, quando vier, por favor.

— Uma cerveja, pode ser?

Francisco termina os serviços. Tudo está devidamente organizado. Ainda lá fora, ao retornar para o interior da casa, alcançando o primeiro degrau da escada, lembra-se do garoto do prédio ao lado, que, não por acaso, espiava da janela Guilherme se divertindo na piscina.

O professor fica pensativo por um instante. No entanto, não demonstra nenhum sentimento. Adentra-se na residência e logo volta com a cerveja na mão. A partir desse momento, os dois poderiam curtir o restante do dia, sem nenhuma interferência, era o que ambos esperavam. Porém, como nem tudo acontece conforme o planejado, a história dos dois começaria a mudar.

Depois de muita conversa regada a mais cerveja, Chico avisa a Guilherme que precisa sair.

— Posso ir com você?

— Não é necessário, Guilherme! Só vou comprar umas coisas, a geladeira está quase vazia.

— Está bem! Não demore muito. Ficarei na piscina por mais umas horas, aproveitando o dia.

CAPÍTULO X

SINAIS DE UMA CRISE

Naquele momento, com a cabeça a mil, saio para arejar os pensamentos. Dentro de mim, estava uma bagunça. Não me sentia feliz nem triste, era um misto dos dois sentimentos. Até hoje, mesmo depois de tantas coisas vividas, sonhos conquistados, sinto a mesma confusão dentro de mim. Estou amando, loucamente, e, na mesma proporção, não quero isso para mim. Às vezes, a sensação que tenho é a de que não me encaixo no mundo, fico um tanto perdido em mim mesmo. Quando me refiro a perdido, também digo na questão do espaço geográfico, no tempo, sobre as emoções.

A ansiedade é minha companheira, tenho crises que chegam sem avisar, as quais têm sido muito intensas. Outro dia, enquanto Guilherme preparava o almoço, simplesmente, comecei a tremer, minhas mãos se contorceram, comecei a chorar, desesperadamente.

Deitei-me sobre o tapete do quarto. Tive espasmos, meu corpo saltava, tal-qualmente pipoca a estourar. Sentia que morreria nesse dia. Contudo, durou não mais do que meia hora, após tomar uma dose dupla de ansiolítico. O pior de tudo é o que vem depois, ficam dores por todo o corpo e uma vergonha da própria existência. Existir, no meu caso, é uma culpa junto com uma dor constante do puro e simples fato de ser quem sou. Na verdade, nem sei o que sou.

— Guilherme, estou saindo! Chega de piscina por hoje, não acha?

Uma história *borderline*

— Está bem, Chico! O sol já vai se pôr. Se cuida, meu amor.

Na verdade, eu estava com vontade de dizer ao meu namorado para ir embora, deixar-me sozinho. O rapaz do apartamento ao lado tem mexido com meus sentimentos. Nunca conversei com ele, nem uma ligação, um cumprimento rápido, um aceno qualquer e despretensioso. Sinto que estou me afeiçoando por ele, sua posição distante atrai meu desejo. Não sei se é impressão minha, Guilherme parece diferente, frio, distante, sinto como se fosse me abandonar. Eu o amo. Mas essa incerteza me deixa constantemente inseguro, imbuído de pensamentos ruins.

Enquanto pego as chaves do carro para sair um pouco, reflito. Meus pensamentos são como um turbilhão, pareço enlouquecer. Às vezes, tenho a sensação de que vou perder o controle, então, puno-me. As punições surgem de maneiras mais variáveis possíveis, ora prendo a respiração até sentir que vou morrer sufocado, ora bato com a cabeça para aliviar os pensamentos que me causam tamanha dor na alma. Reconheço que ajo como criança.

Outro dia, sentado na cadeira do jardim, sozinho em casa, notei uma faca de cozinha que havia sido esquecida ali. Estiquei com rapidez o meu braço, levando minha mão até a ferramenta. Foi, então, quando me dei conta do quanto eu chorava. Enquanto me debulhava em lágrimas, meus pulsos já estavam cortados, meu braço ensanguentado.

Já narrei sobre a vergonha que surge depois desses episódios. São infantis, não consigo entender essa irritação constante, sem motivo aparente. Ainda acordo irritado, na maioria dos dias. Eu costumo dizer para as pessoas não falarem comigo até às dez horas da manhã, primeiro porque durmo muito pouco à noite, e, segundo, porque ouvir alguém falando comigo pela manhã causa-me uma estranheza muito peculiar.

Enquanto reflito sobre o assunto, dei a volta no quarteirão, estacionei em frente ao prédio do jovem que me espia. Fico sempre a pensar no que ele quer, por que me observa tanto. Com isso, esqueci que havia saído para ir ao mercado e, depois de um tempo, voltei para casa de mãos vazias.

Guilherme já havia saído da piscina e me indaga a respeito das compras. Em um primeiro momento, fiquei sem palavras e pensei um instante. Novamente, ele me questiona. Nesse momento, fui tomado por uma fúria tão grande, que o assustei com meus gritos, fazendo-lhe, simplesmente, pegar suas coisas e voltar para a casa dos seus pais.

Entrei em desespero. Encontrava-me inerte. Não sabia o que fazer. Optei por ficar quieto e observei ele sair. Eu estava frio naquele momento. Dentro de mim, uma explosão de sentimentos confusos me atormentava. Guilherme caminhou com sua mochila escada abaixo, enquanto as lágrimas desceram no meu rosto. Pude ouvir da sua boca apenas um "tchau"; ele se fora sem entender minha explosão desnecessária. Sentei-me no chão da sala, escorando as costas no sofá, e comecei a reviver os detalhes daquela noite de chuva, em que ele me pediu carona, do vinho que tomamos, do filme a que assistimos e da noite que tivemos.

Choro, incessantemente. Minha mente grita por socorro. Na verdade, não compreendo se é pela perda ou pelo desejo de preencher esse vazio que nunca cessa. Após me recompor, fui até a cozinha, peguei um café na minha xícara favorita, presente de Guilherme. Sobre a pia, havia uma faca de cortar pão que me olhava, uma dorzinha de mais um corte não é nada diante da dor insuportável do existir. Lancei a mão sobre ela e fiquei de olhos fitados, observando o quanto aquele objeto poderia me ser útil.

Aquela faca se apresentou como a solução para os meus problemas. Assim, é em quase todas as crises. Guardei-a no armário, longe de onde meus olhos pudessem vê-la. Comecei a esconder de mim mesmo tudo que representasse perigo. No entanto, possuo uma arma, uma pistola. Subi correndo para o quarto. Havia encontrado a solução perfeita. Sim! Perfeita. Imaginar estourando meus miolos parecia uma forma violenta de me vingar da dor que sinto. Não pensei que é a minha cabeça, que dentro dela está o meu cérebro em perigo. Apossei-me da arma de fogo, corri para o banheiro e, à frente do espelho, olhando-me, profundamente, nos olhos, as lágrimas desciam, silenciosamente. Puxei o gatilho.

Que ódio, pensei! Havia me esquecido de que a arma estava sem munição. Joguei-a no espelho e me cortei com os cacos, que, estilhaçados, acertaram-me o rosto e, ao caírem no chão, esvoaçaram cortando também meus pés. O sangue vertia do meu calcanhar. Já provoquei coisas piores, não a ponto de atirar na própria cabeça ainda. Foi um ensaio frustrado. Sinto esse desejo. Neste instante, tenho certeza de que tudo que está dentro da minha cabeça me faz sofrer. Por isso, a vontade de eliminá-la. Sim! Eliminar minha cabeça.

São tantas dúvidas com relação à minha existência. Vivo cheio de culpa e remorso por tudo que faço e por coisas que nem fiz nem vivi. Vivo à beira, à borda entre o presente e o futuro. É um fardo constante que carrego nas costas, que me geram, além de dores físicas e emocionais, aquela sensação constante de enforcamento, concomitante às dores de cabeça, que me perseguem ao longo da vida. Não sei como ainda não me enlouqueci. Ou sou louco e só os outros sabem? Preciso que alguém me avise.

Com o celular na mão, busco na agenda o número de Rebeca. Ela me atende na primeira chamada. Logo, sentiu por meio da minha voz que havia algo de errado. Então, oferece-se para conversar.

— Chico, vou à sua casa! Você não me parece bem.

Na verdade, ela nunca me viu ter uma crise antes. Sempre me cuidei para que ela não presenciasse, embora eu já a tenha maltratado verbalmente. Para ela, eu parecia um enérgico demais, como ela mesmo preconizava. Sinto que amo Rebeca, neste momento sou tomado por este sentimento. Em segundos, senti-me completo, novamente. Em mim, os sentimentos são assim: entram e saem numa espontaneidade sem igual, só diferem na intensidade entre eles.

Quando a campainha tocou, meu coração acelerou. Vagamente, caminhei em direção à porta. Estava com um pano amarrado no tornozelo, onde havia me cortado com os cacos de vidro do espelho. Meu rosto também apresentava alguns arranhões.

— O que aconteceu com você, Francisco? De onde todo esse sangue? Olha! A sala está toda marcada com manchas de sangue.

— Não é nada demais, Rebeca! Cortei-me com uma garrafa quebrada que estava no jardim...

Rebeca não aceita minha desculpa e invade meu quarto como se fôssemos íntimos ainda. Fui tomado, novamente, por uma raiva súbita por ter minha privacidade violada. Este não era o combinado. Mesmo assim, deixei-a que o fizesse. Fiquei sentado no sofá na sala, quando a vejo descendo com a arma na mão, questionando-me sobre o que significava aquilo.

— Francisco, você precisa de Deus na sua vida! Se você aceitar Jesus, tudo vai se ajeitar. Vamos comigo à igreja hoje à noite? Vou conduzir a celebração. Sei que você gosta de me ver cantar. Vou cantar sua música preferida. Diga que sim, por favor.

— Rebeca, não acredito que seja de Deus que eu preciso neste momento. Deixa-me tomar um café, depois retomaremos nossa conversa.

— Não fala bobagens, homem! Deus pode lhe castigar.

— Minha vida já é um castigo! Vá embora, por favor. Preciso ficar sozinho. Obrigado por ter vindo, já me ajudou o bastante. Perdoe-me, se estou sendo ingrato com você.

— Está bem! Mas vou te preparar o café, enquanto isso, você pensa sobre a proposta de ir comigo à igreja mais tarde.

— Está bem! Agradeço-te pelo café. Aceito sua proposta. Mas, agora, deixe-me sozinho e guarde essa arma no quarto, por favor.

— Vou deixá-la escondida lá em cima. Não vejo necessidade disso na sua casa. Logo após fazer seu café, irei para casa. Liga-me, qualquer coisa.

— Tchau, Rebeca! Vou tomar um banho e descansar um pouco.

Seria mais um dia dentre tantos que tenho vivido. É a primeira vez que aponto uma arma para minha cabeça. Confesso que a sensação de matar o que está me atormentando, matar aquilo que faz meu cérebro ficar tão inquieto, teria me feito bem. Entretanto, falhei até nisso. Sinto-me um lixo, não importam minhas conquistas, sempre me sinto assim; os outros têm sempre o melhor. Ainda que eu tenha as mesmas coisas, não as vejo. Vejo a conquista alheia como melhor e memorável, a minha própria conquista perde valor. Tenho vontade de sair disparado, sem rumo, como um animal selvagem acanhado, receoso de si.

Aprendi, com o passar do tempo, que preciso viver um dia de cada vez e que preciso concluir meus projetos. Para mim, isso é impossível. Costumo investir muito tempo em pesquisas sobre temas que me interessam muito, vou atrás de cursos, faço tantas coisas ao mesmo tempo. Contudo, deixo tudo, majoritariamente, inacabado. Foram muitos planos interrompidos quase no fim. Por outro lado, incentivo muito quem está próximo de mim, ajudo, dou a vida, se preciso for, para ver alguém conquistar algo. Mas eu desisto de tantas coisas, antes de concluí-las. Gostaria de entender a vida, a existência.

Sinto-me vagando no espaço, sempre tentando me segurar em algo, algo que não sei o que é. Por isso, a busca é incessante. Talvez, um dia, isso passe naturalmente. Não tenho coragem de buscar ajuda com um profissional.

Como prometido, Rebeca apareceu para me levar à sua igreja. Ela, realmente, é uma grande cantora, encanta-me toda vez que a vejo louvar ao Senhor. Choro muito, torno-me mais emotivo. Ao final do culto, surpreendentemente, enquanto cantava e me observava da tribuna, a chorar, vem até mim e me abraça, terminando sua música. Foi golpe baixo, fiquei tomado por um êxtase naquele momento. Após o culto, saímos para jantar, sendo, novamente, surpreendido:

— Chico, volta para mim? Amamo-nos.

Fiquei pasmo, quase engasguei. Lembrei-me do que havíamos vivido. Beijamo-nos, delicadamente, pouco antes de sairmos dali. Tão logo, entramos em seu carro e veio a pergunta inevitável:

— Chico, e aquele garoto? Sente alguma coisa por ele?

— Rebeca, se vamos recomeçar, vamos deixar de lado o passado. Não tenho mais nada com o Guilherme.

— E você tem coragem de falar o nome daquele moleque na minha frente? Nunca fui tão humilhada. Você queria mesmo aquilo para sua vida, Francisco? Saiba que Deus não aprova esse comportamento. Vocês foram sodomitas. Precisa se arrepender, ainda dá tempo de deixar Deus salvar a sua alma, meu amor! Precisamos ter uma relação pura e abençoada, não acha?

— Rebeca, pare o carro! Por favor, pare o carro.

— Mas, o que você pensa em fazer?

— Vou andando! Estamos quase chegando, pode ir para sua casa... Pare logo esse carro!

— Certo! Não precisa ficar nervoso. Vamos nos ver amanhã?

— Veremo-nos, na faculdade!

— Cuide-se! Beijos.

— Tchau, Rebeca!

Desci do carro. Estava cego, apavorado, envergonhado pelo que Rebeca havia comentado. Fui caminhando, enquanto ela dirigia rua adentro.

CAPÍTULO XI

O RAPAZ DO PRÉDIO AO LADO

Parei na praça, a poucos metros de casa. Sentei-me para refletir; precisava desse momento. Na quadra de areia, havia alguns rapazes jogando futebol. Gosto de assistir às peladas da minha comunidade. Repentinamente, percebi uma grande semelhança entre um dos jogadores e o rapaz do prédio ao lado da minha casa. Meu coração acelerou, fiquei cravado no banco. Queria me esconder, mas não conseguia sair. O destino nos prega cada peça, que, às vezes, parece planejado por alguém. Aquele jovem me olhou, desconcentrando-se do jogo, o que fez com que seu time perdesse aquela rodada. Para minha surpresa, veio até mim.

— Olá!

— Oi! Você me conhece?

— Sim. Já estudei com você. Não se lembra?

— Ah, sim! Lembro-me... da faculdade.

— Não, não, você foi meu professor no ensino médio. Não faz tanto tempo assim.

— Meu Deus! É sério? Desculpe-me por não me recordar de você. Apesar de ser um tanto familiar.

— Sim! Eu moro no prédio ao lado da sua casa, na quadra da direita da sua. Você tem um jardim lindo. Vi você tomar banho de chuva um dia desses. Foi muito excitante.

— Que vergonha! Costumo tomar banho de chuva quando posso. Aproveito que o jardim é espaçoso.

— Só lhe vi naquele dia. Você sempre toma banho sem nenhuma roupa? Tem vizinhos vendo.

Nós dois rimos muito neste momento. Estava sendo difícil fingir que não o conhecia do prédio ao lado. Na verdade, eu estava um pouco intimidado, o jovem parecia tão seguro de si e, eu, amedrontado, indeciso e confuso, presa fácil. O jovem parecia ter notado meu desarranjo.

— Naquela noite, eu tomei um banho no quintal. Estava chovendo muito e eu queria extravasar um pouco. Foi a última vez.

— Que pena! Adoraria te ver banhar de novo. Foi muito excitante. Quisera eu estar junto no próximo. Moro em apartamento, não tenho essa oportunidade nem tenho um jardim como aquele. Entende?

— Entendo, perfeitamente! Qual o seu nome, rapaz?

— Falarei o meu nome quando me convidar pra conhecer sua casa. Você já sabe quem sou.

— Pelo contrário, meu caro! Você sabe quem sou. Posso te convidar para um filme, um vinho. Mas se antes disser o seu nome.

— Pode me chamar de Roger! Agora, é só marcar o filme. Eu levo uma bebida.

— Claro, Roger! Por que não hoje? O que acha?

— Perfeito, professor!

Roger acenou com as mãos para os colegas do jogo alegando estar cansado. Seguimos caminhando até a minha casa. Combinamos que após o banho iríamos assistir algo na televisão.

— Até mais, professor!

— Vejo-te em casa, Roger.

— Chegarei em uma hora. Pode ser?

— Perfeito, rapaz! Estamos combinados.

A noite estava apenas começando. Eu já estava me sentindo ótimo, como se nada tivesse acontecido anteriormente, como se todo apoio que eu precisasse, naquele momento, fosse do jovem, que há dias me espiava da janela do seu apartamento. Era uma sensação tão agradável, parecia que todos os monstros haviam se aquietado dentro de mim, mais uma vez me senti pleno. Estava completamente apaixonado por aquele rosto sereno. Porém, havia duas situações em aberto.

Não havia nada decidido com Guilherme, por quem também sinto amor nem com Rebeca, que só me confunde a cabeça. O fato é que sinto que eu procurava a cura para os meus desejos sexuais "perversos". Ser gay não me parece justo. Como se não bastasse o sofrimento imposto pela vida, ainda vêm essas questões de sexualidade. A dificuldade que tenho para lidar com isso me machuca e, quando alguém aparece dizendo que cada um escolhe ser o que se é, realça essa dor.

Preciso, neste momento, fazer uma observação para aqueles que atiram pedras: em que momento, ou com que idade se escolhe ser hétero? Em nenhum momento da vida, lembro-me de ter escolhido sentir atração pelo mesmo sexo. Sou assim desde que me entendo por gente.

Posso dizer ainda que tive a sorte — vou chamar assim — de ter jeito de homem hétero padrão. Creio que aqueles com jeito afeminado sofrem ainda mais. Todavia, em momento nenhum, os mesmos decidiram ser como são e isso não nos difere do resto da humanidade em sentimento, caráter ou dignidade. Somos seres humanos inseridos nesses grupos violentos e preconceituosos que pregam sobre a vida em nome do sangue de Jesus, como frisam bem em seus discursos, enquanto se escondem por trás das próprias palavras ou de interpretações errôneas que fazem do livro sagrado. Não sabem vós, que a trave em vossos olhos é bem maior que o cisco no olho daquele a quem julgais?

Concluo que cada um nasce para ser o que se é, porque essa questão vem de dentro, vem da alma, é essência, e quem pensa diferente disso impõe seus limites pejorativos de escolha. Mas não é doença nem escolha. Quem assim o é, vive uma condição, querer viver o contrário disso é renunciar a si mesmo, à sua essência, é renunciar à vida, à sua identidade e cair numa desgraça, na depressão; muitos sucumbem ao suicídio pela força do julgamento.

Meu encontro com Roger foi de muitos sorrisos, regados ao vinho que ele trouxe. Assistimos a um filme, divertimo-nos muito. No dia seguinte, arrisquei uma partida de vôlei com os amigos dele. Embora não tenhamos ganhado, senti que daria para mudar o jeito como eu vivia minha vida, dar a mim mesmo novas oportunidades, ressignificar-me. Após a partida fomos para minha casa, onde terminamos o que havíamos começado anteriormente. Estou mais uma vez "apaixonado".

Minha vida é como uma montanha russa. Naquela noite, Roger dormiu comigo, e, ao sair pela manhã, deparou-se com Rebeca. Novamente, veio fazer uma surpresa para o café. Dessa vez, a cama estava feita, a casa arrumada, nada que a deixasse desconfiada. Entretanto, foi inevitável a pergunta:

— Quem é esse rapaz que acabou de sair?

— Bom dia, Rebeca! Não me lembro de termos combinado o café.

— Sou sua namorada, Chico! Você já se esqueceu?

Na verdade, eu nunca havia me lembrado, a não ser quando me convinha, para aliviar algum sofrimento. Tê-la não era algo que eu almejava de coração. Rebeca era insistente e cega. Confesso que minhas atitudes contribuíram para que chegássemos a esse ponto. Eu tinha que sair do muro e dar um basta nisso, tinha que decidir: ou teria uma vida infeliz, casando-me com uma mulher, ou, a busca por momentos felizes, os quais, embora poucos, proporcionavam-me a possibilidade para que eu fosse eu mesmo. Mas quis retrucar a moça para não a contrariar, assim, evitaremos uma nova briga desnecessária.

— Rebeca, se todas as vezes que você ver alguém entrando ou saindo da minha casa você ficar assim, só vamos desgastar nossa relação. Repreendi-a.

Tomamos o café que descia quadrado no calor do momento. Meu pensamento não saía de Roger. O celular, ao meu lado, à mesa, parecia chamar. Todavia, minha atenção estava na minha suposta namorada, que já estava no último gole de café, pronta para ir embora. Seu desapontamento gritava em sua face. Dessa vez, saiu em silêncio.

Eu também não lhe disse nada, deixei-a partir — ela vai me ligar ou mandar mensagem, pensei. Seu silêncio me surpreendeu. Posso dizer que foi bom, sentia-me forçado por ela e por mim mesmo cada vez que eu permitia tais situações. Só para lembrar, se pudesse voltar ao passado e descobrir em qual momento decidi ser gay, juro que ali eu me mataria. Não posso crer que alguém escolheria tal sofrimento, a maioria quer ter uma vida "normal", com esposa, filhos ou sem filhos, com família ou sem família, mas sem ser julgado por si mesmo e pela sociedade hipócrita. Não merecemos isso! Talvez seja a falta de compreensão que faz com que tantos meninos ou meninas tirem suas vidas tão prematuramente enquanto só querem viver sem esse ódio social gratuito, que deveria ser extirpado.

Mais um dia se passa, Roger não me ligou nem mandou mensagem. Minha cabeça está nele, não penso em outra coisa. Minhas aulas da noite ainda não estão planejadas. Como falar de filosofia, se estou enrijecido, pensando em alguém?

Pergunto-me se será assim com todos. Às vezes, penso que sim, preciso agir, planejar o que falar, dar uma ótima aula como sempre fiz, mesmo estando destruído pelas intempéries do meu interior.

Volto minha concentração para o livro que leio, será o assunto da aula da noite. Mas meu mundo gira e já nem sei no que penso. Pego-me, outra vez, com a faca na mão. Dessa vez, uma faca de serra está bem à vista e só me dou conta do mal feito quando meu braço está todo cortado. Fotografo-me a fim de que eu possa me entender. Choro por algo que não sei o que é, sinto-me envergonhado de mim, culpo-me por parecer uma criança idiota. Recomponho-me e volto a pensar em Roger, quando meu telefone toca; com o braço ensanguentado, atendo sem perceber que é o Guilherme:

— Roger? Pensei que não fosse ligar.

Faz-se um momento de silêncio, então, resolvo olhar a tela do celular, dando-me conta de que criara, naquela hora, outro grande embaraço.

— Gui?

— Esperava por quem, Francisco? Quem é Roger?

— É só um amigo, um aluno antigo do ensino médio.

— Sei!

Quando Guilherme usou essa expressão, já imaginei que não seria fácil a conversa. Depois do último ocorrido, ele estava tão ausente, não havia me procurado. Senti-me só, perdido, abandonado.

— Você entendeu tudo errado, Gui! É só um aluno antigo do ensino médio.

Guilherme não deixou que eu me explicasse, desligando o celular. Mandei inúmeras mensagens, fiz várias ligações. Contudo, não obtive resposta, parecia que era o fim definitivo. Como meus sentimentos estavam entre ele e Roger, busquei conforto neste último. Só não entendia por que Roger estava me dando um gelo, não sei o que ele queria, então, resolvi tomar a iniciativa. Com o celular na mão, decido ligar para ele, que demora para atender. Parecia fazer um jogo comigo, e eu estava caindo, a cada dia mais.

— Alô! Professor?

— Olá, Roger! Você sumiu, então, resolvi ligar para você. Está ocupado?

— Não. Vá até a janela do seu quarto, quero te ver.

Ansioso e apressadamente, subia as escadas que dão acesso ao meu quarto. Ao chegar na janela, puxei lentamente a cortina e vi Roger completamente desnudo. Ele queria me enlouquecer. Sim, sinto-me um louco diante de tudo que vivo, minhas análises são permeadas de conclusões que eu tiro das minhas vivências; isso ajuda, mas também atrapalha, uma vez que deveria ter ajuda de um profissional.

Vendo Roger pela janela, senti-me um adolescente descobrindo a vida, parecia uma aventura incrível, meu coração batia muito forte, combinamos de nos ver após as aulas. Agora, esperar a noite chegar seria a coisa mais demorada da vida.

Eram quase sete da noite, mais um pouco e me atrasaria, coisa que nunca acontecera. Roger estava me esperando no portão. Vejo no retrovisor Guilherme me observando, ele estava sentado em um canteiro na calçada em frente à sua casa. Observei que ele estava aparentemente triste. Lançou-me um olhar manso e cumprimentou-me sutilmente balançando a cabeça. Meu coração ficou partido, mas tinha que atender o Roger, que já estava com a mão na maçaneta pronto para abrir a porta do carro.

— Boa noite, Roger! Que bom lhe ver aqui. O que está fazendo?

— Posso ir com você assistir à aula?

— Mas você não é aluno da faculdade, Roger!

— Qual o problema? Só quero lhe fazer companhia.

— Está bem! Mas só hoje. Você não pode assistir a aulas sem ser aluno matriculado.

Ficamos combinados, mas Roger não parecia conhecer os limites. Então, todas as noites estava em frente ao portão e ia comigo, até que um dia decidimos que ele ficaria no pátio, e, assim, aconteceu. Quando não ia comigo, ele dava outro jeito. Via-o, pela janela da sala de aula, olhando-me.

No fundo, eu gostava. Durante o intervalo, íamos para a garagem, onde estava o carro e, lá, conversávamos, sorríamos de maneira contida, trocávamos carícias. Com o tempo, Roger conquistou outros professores, inclusive Rebeca caiu nas graças do garoto. Ele era muito comunicativo. Não tinha concluído o ensino médio. Mas parecia entender de tudo um pouco. Gostava de músicas, dança, não era muito amigo dos livros, pesquisava na internet sobre temas diversos. Isso fazia a conversa fluir, ainda que bastante superficial. Era possível ter um diálogo curioso com ele.

Sua presença virou rotina na faculdade. Não demorou muito e foi contratado para trabalhar na secretaria acadêmica. Eu mesmo vi o seu currículo. Não mentiu em nada. Porém, omitiu algumas coisas como não ter o ensino médio completo já que era requisito para o cargo. Todavia, está trabalhando na instituição.

Eu estava apaixonado. Não conseguia enxergar tudo o que devia, deixava passar detalhes que, em outras ocasiões, far-me-ia afastar dele. Era tão amável, esforçado e corajoso, parecia astuto e isso me prendia mais ao rapaz.

Certo dia, Roger fora demitido. Descobriram a farsa do ensino médio e, por isso, não seria possível mantê-lo no cargo. Foi então que nossas vidas começaram a mudar.

Roger parecia estar encrencado, tinha dívidas, pai e mãe ausentes e o dinheiro não daria para pagar as contas que havia adquirido, então, propôs-se a morar comigo, assim, evitaria o aluguel, dentre outras contas. Após aceitar tal proposta, o rapaz efetivou a sua mudança, a qual era pouca coisa. Constituía-se de alguns sapatos, calças e algumas camisas de marca. Ele sempre estava muito bem vestido, galanteador, e elegante. A partir da mudança e da sua acomodação em minha casa, passamos a sair em festas, bares e balneários. Com o passar dos dias, enquanto eu trabalhava, Roger passou a realizar festinhas com seus amigos em minha casa com muita frequência. Fui perdendo meu espaço com a presença constante de pessoas que não conhecia direito; foram se tornando figuras carimbadas na minha residência. A princípio, não fora problema, mas a frequência dos ocorridos na minha ausência, sim.

Encontrava indícios de traição. Mas, quando confrontava Roger, comovia-me, chorava, eu me sentia culpado. Era inevitável, diante da cena que ele criava. Sem pai, sem mãe, sem emprego, endividado e eu parecia seu porto seguro. E, realmente, fui-o. Convenceu-me a trocar o carro por um outro modelo mais caro e de cor agradável a seu gosto, e, aos poucos, fui perdendo o espaço dentro da minha própria casa, já estava sendo um estranho no próprio ninho. Roger tomava conta de tudo, de cada detalhe, manipulava, tornava-se vítima com muita facilidade, e eu, frágil pelo sentimento, caía em cada armadilha. Muitas vezes, fui para o trabalho a pé, de carona ou de carros de aplicativos, porque já não era mais o dono do meu próprio automóvel, enquanto Roger desfilava-o com os amigos, como se dele fosse.

Passei a me conformar, a acreditar que ele precisava disso para se sentir importante. As caronas com Rebeca reaproxima-ram-nos. Para ela, era um ganho secundário, não deixaria de tirar vantagem. Assim, reatamos o namoro.

Agora, estou amarrado a Roger, Gui e Rebeca. Minha cabeça não poderia estar mais complicada, na verdade, nem sei como eram minhas aulas. Algumas vezes, fui chamado pela coordenação, pois não tinha mais planejamento, estava deixando a desejar.

A depressão havia me arrastado ao submundo, ou abaixo do fundo dele, não era possível me sentir pior. Dessa vez eu me mataria, penso. Pela segunda vez, encontro-me em frente ao espelho com a pistola na mão. Bem no fundo da minha alma, não era o que eu queria. Porém, desejava, apenas restringido a esse desejo incessante. Oportunamente, abri-me com um colega, não posso dizer que foi bom. Ele me aconselhou buscar ajuda de um profissional e, pela primeira vez, fui a um médico psiquiatra. Muitas noites sem dor-mir, irritação constante, improdutivo, esgotado, desmotivado com tudo, vontade de morrer e Roger que tomava conta do espaço, de tudo. Eu sucumbia a tudo que ele desejasse, não tinha forças para impedi-lo de fazer o que quisesse, as festinhas em casa e fora de casa, sempre ostentando com carro e dinheiro alheio.

A ele, só interessava a si mesmo, sempre impecável, com roupas de marca e amigos metidos a ricos, assim como ele era. Tornei-me presa, sendo devorada por um cão feroz. Aos poucos, alguns colegas que eu ainda tinha foram se tornando ausentes. Roger fez intermediação, dizendo a eles que eu enlouquecera, que me tornara agressivo, assim, eles não viriam me ver e qualquer coisa que eu falasse, soar-lhes-ia em descrédito, pois ficaram amigos de Roger, que fingia cuidados e complacência para comigo.

Passei a me tratar, os remédios estavam me ajudando bastante. No trabalho, eu estava mais produtivo e tudo fluía razoavelmente bem; estava também me libertando desse que me prendera.

No início, era tudo o que meu ser almejava, alguém para chamar de meu, alguém que se fizesse presente em minha vida. Já adianto, caro leitor, que não é positivo um relacionamento·que começa de maneira sorrateira e, de repente, torna-se um amor perfeito; sugiro frieza ao tomar decisões no amor. Não te recomendo amores fáceis. Nunca se sabe onde estará depositando sua vida. Então, se te vale de consolo, escute as orientações, ao menor sinal, investigue e não se deixe levar pelo sentimentalismo que um ser mal intencionado possa desprender de você.

Roger voltou a frequentar o pátio da faculdade. Mas, agora, ele apreciava as aulas de Rebeca. Em várias vezes, foi de carona com ela. Eu não poderia intervir, ele ainda morava na minha casa, e tudo o que eu fizesse seria usado contra mim, sem contar os remédios que eu ainda tomava. Assim, entre uma aula e outra, ele me olhava pela janela da sala de aula como se quisesse dizer algo.

CAPÍTULO XII

NEGANDO A REALIDADE

Outro dia, Rebeca apareceu para o café. Ela mantinha certa frequência nessas ocasiões, não se importava com a presença do rapaz, pelo contrário, eles conversavam, amigavelmente, ele a convencera de nossa amizade perfeita e do quanto eu o ajudava na superação da perda dos pais e do último emprego.

Enquanto isso, a professora me tecia elogios afirmando que sou um exemplo de homem bom. Nesse momento, peço para que Roger vá ver se o portão estava aberto. Mas ele se recusa, alegando que Rebeca fecharia ao sair. Então, toquei no assunto sobre o namoro. De imediato, ela sorriu e adorou a ideia. Tomado pelo ímpeto, a fim de livrar-me de Roger, pedi-a em casamento, entregando-lhe o mesmo anel de outrora:

— Aceito, Chico! Nosso anel! Você o pegou. Pensei que tivesse perdido, naquele dia, que prefiro não recordar.

— Sim! Eu o peguei.

Roger ficou perplexo, até tentou demonstrar felicidade. Rebeca agradeceu a ele e o abraçou, enquanto ele me observava por detrás dos ombros dela. Em um momento, demonstrava estar feliz com o ocorrido. Mas, em pouco tempo, nas caronas que pegava com a professora, começou a destilar o seu veneno, pondo em prática um novo plano. Queria a qualquer custo fazer Rebeca acreditar que eu estava dando em cima dele.

A professora marcou mais presença em casa, o que me sufocava duplamente.

Certo dia, em um jantar num sábado à noite, Roger se levanta da mesa e vai até o andar de cima, onde ficam os quartos, e, sobre a minha cama, deixa um belo pacote embrulhado em papel de presente. Ao voltar para o jantar, antes de chegar à mesa, dissimulado, faz com que Rebeca suba para conferi-lo. Enquanto isso, com um frasco de remédio nas mãos, mistura ao suco da professora. Fico de olho arregalado, sem ação, e vejo minha noiva agradecer pelo presente que não comprei, enquanto saboreia o suco batizado.

Não era possível saber que passo Roger daria depois que ela se apagasse. Eu não tive ação, fiquei imóvel, espiando-a engolir o suco, que em poucos minutos, começou a surtir efeito.

— Estou com tanto sono. Preciso ir pra casa. Chico, estou tão feliz com o presente. Obrigada, meu amor.

— Que bom, meu amor! É com muito carinho para você.

Ela adormece. Damos início a uma grande discussão moral sobre o feito. O jeito é levá-la para o meu quarto e eu dormir no quarto de visitas. Depois de acomodar, cuidadosamente, Rebeca, saí para tomar os meus remédios para, enfim, ter uma noite de paz no quarto ao lado. Mal pude imaginar que Roger faria o mesmo consigo. Quando acordei, era madrugada, ao meu lado, completamente desnudo, estava ele. Rebeca nos observava pela fresta da porta, que ele deixara entreaberta.

— Então, você me apagou para ficar com ele, Francisco? Outra vez você me fez de otária. Roger tinha razão, avisou-me que você o assediava. Mas nunca imaginei que seria capaz de uma loucura dessas. Você é doente, Francisco! Vá se tratar!

Assustado, fiquei sem ação, novamente. Não sabia o que dizer, qualquer coisa que eu dissesse seria inútil. Então, optei pelo silêncio, enquanto sacudia Roger para fazê-lo acordar, sem sucesso.

— Então, é isso! Você abusou de nós dois, Chico! O que você tem na cabeça, seu louco? Você não é normal. Você é um demônio! Odeio-te!

Sei que não fiz nada disso. Mas a essa altura não há o que se explicar; deixei-a partir. O anel, o mesmo do primeiro noivado, ficou jogado no chão, não tinha mais motivo para pegá-lo novamente. Não faz sentido mantê-lo guardado.

Nesse momento, vejo-me vertido em ira. Meus pensamentos voam tão longe. O cérebro parece estourar aqui dentro, quer saltar da minha cabeça. Queria usar minha chave secreta, pôr um fim definitivo. Mas sinto que não é a hora. Recorro ao mantra: amanhã será diferente. Caminho, um dia de cada vez, e todos eles num só dia. Amanhã, será diferente...

Os planos futuros me rasgam a alma, quero para hoje, entro em crise, passo a comprar coisas desnecessárias, sempre faço isso, é um subterfúgio para que minha existência possa ser mais suportável. Sei os episódios de cor, eles se repetem ano após ano, têm fases, só não avisam quando, sempre sou tomado por uma agonia, nunca fecham os elos partidos dessa corrente que é minha vida. Vejo que vivo perdido, não só dentro de mim, vivo perdido em mim mesmo e no mundo, neste, onde nada me traz paz.

Preciso acordar desse pesadelo, preciso focar no agora, no homem deitado em minha cama. Primeiro, certifico-me se ele dorme ou se faz de conta. Constato os pulsos, a respiração e a temperatura corporal. Logo, concluo que o mesmo também havia tomado remédio para dormir, o que não acordará tão cedo, exagerou na dose. Mas isso é bom, acabo de ver uma luz. Vou pegar a roupa dele que cabe em uma mochila, mas antes irei vesti-lo. O dia ainda não está totalmente claro. Essa é a hora perfeita para me livrar deste estorvo. Desço arrastando Roger pelas escadas, de modo a não machucá-lo. Despejo seu corpo lá fora, na calçada em frente ao portão. A mochila colorida serviu como travesseiro, certifiquei-me de que ninguém estava vendo, revisei a mochila, o controle do portão e as chaves de casa, tudo seguro, nada mais está com ele. Algumas roupas e calçados que não couberam na mesma serão descartados imediatamente, não quero nada que não seja meu nesta casa.

Que alívio! O corpo acomodado lá fora, fiz questão de cobri-lo com um lençol, a madrugada está um pouco fria, com o efeito do remédio ele dormirá mais um pouco. Tudo pronto, portão fechado, Roger trancado lá fora e eu do lado de dentro, no meu mundo, mas o celular toca:

— Quem será a esta hora?

— Eu vi o que você fez.

— E o que foi que eu fiz?

— Você realmente é louco, Francisco! Só não te denuncio à polícia para não me expor mais ainda. Imagina o que vão dizer! Primeiro que namorei um gay por duas vezes e, agora, um louco. Você não merece nem ser preso, você merece a morte. Deus vai se vingar de você. Vou orar todas as madrugadas para ver sua ruína. Se você não se converter, vai perder a alma, porque seu corpo já está perdido. Sua mente é torta. Você ignora a vida. Sua boca profana coisas malignas. Que Deus tenha misericórdia de você.

— Desculpa, Rebeca, eu não vou ficar ouvindo suas maluquices, não! Você está sob efeito de remédios que o Roger te deu. Agora, chega! Vai orar, vai pedir para Deus cuidar da sua vida e me deixa cuidar da minha. Vai para igreja caçar marido, talvez lá tenha um para você, a menos que te conheçam tão bem, que ninguém te quer, tendo em vista sua idade, solteira e que sua religião lhes obriga a casarem-se. Ou você tem problemas demais e, por isso, sonha me consertar para que tirem o foco de você? Vá para o inferno. Talvez, o demônio te aceitará.

CAPÍTULO XIII

INFERNO DENTRO DE MIM

Às vezes, não consigo usar tanto a razão. Porém, em outros momentos sou tão racional, que aumenta até mesmo minha sensação de ser dono de mim. Quando assim me sinto, vejo o mundo com mais clareza, mas são raros momentos racionais, estou sempre ocupado demais pensando em como seria se assim não o fosse. Não tiro da cabeça aquela ideia de que somos marionetes, somos um brinquedo que alguém manipula; um ser maior do qual não temos ideia, ou grande demais para passar pela nossa compreensão. Nesse sentido, deram o nome de Deus. Debruço-me sobre as indagações da adolescência.

Por nossos medos, angústias, frustrações e até mesmo pela questão da ordem, para que a humanidade não caia num caos completo, criou-se a necessidade Dele. Vivo na fronteira entre o que parece normal e o patológico, como se algo me puxasse para o abismo, me esforço, tento fugir, mas no final é como se me sentisse na obrigação de servi-lhe, a este Deus que não conheço, no entanto me ergo na certeza de ir ao seu encontro. Às vezes, acredito que caímos todos em um sono profundo e estamos nos debatendo nesta guerra que é viver. Talvez um dia acordaremos e no final é este Deus que encontraremos.

Vivo momentos em que meu corpo e minha mente parecem esvair-se, misturando-se com o universo, então, resgato-me, imediatamente, pois tenho consciência. Quando isso ocorre, é preciso me agarrar a mim mesmo, trazer-me de volta para baixo antes que meu corpo flutue. É só um estado mental. Quanto à minha existência, um mero rascunho do que é viver.

Bem, hoje, sinto-me mais cansado do que em todos os meus dias. Tenho uma sensação de alívio por ter me livrado tanto de Rebeca quanto de Roger. Passou-se tempo suficiente. Entretanto, ele não me chamou, ou ainda dorme, ou já encontrou outro rumo para sua vida medíocre. Depois de tantos acontecimentos, meu corpo está pedindo uma pausa. Sinto-me sem forças. Aos poucos, sinto a vida sendo arrastada. Sou, novamente, tomado por uma tristeza intensa.

Sentado no sofá com o notebook no colo, começo a escrever qualquer coisa, embora não fizesse sentido tudo o que escrevia. Eu queria aquietar minha mente, quando fui tomado por um momento de fúria interna. Apesar de estar muito enraivecido, levantei-me, cautelosamente, como se fosse para receber uma visita e, num gesto espontâneo, arremessei no piso o computador, minha ferramenta de trabalho. Havia no armário da dispensa um litro, que estava pela metade com querosene, eu o tinha para cortar vidros pois outrora tive como distração a confecção de pequenos aquários — usa-se este combustível para o sucesso no corte do vidro. Caminhei a passos largos até o jardim e, em um canto específico, decidi queimá-lo jogando primeiro o líquido inflamável e em seguida acendendo um palito de fósforo.

Ao me dar conta das chamas, vendo o teclado sendo consumido por elas, tomado pelo sentimento de culpa e arrependimento, tentei recuperá-lo sem sucesso.

Meus impulsos são assim, às vezes surgem sem esperar, qualquer coisa pode ser o gatilho, e quando tomo ciência o pior já foi feito. Nunca agredi ninguém, mas também não me faltou vontade. O fato é que, com o passar dos anos, vou aprendendo a lidar, e, quando deixei de explodir com as pessoas, comecei a me ferir — ao invés de explodir, fiz o contrário, fui implodindo cada vez mais e mais para não bater de frente. Tenho pavor de ser chamado de louco. Já recebi tal adjetivo.

Após assistir ao pequeno incêndio que consumia meu instrumento de trabalho, retornei à casa para tomar um banho. Aproveitei para engolir uma super dose de remédios, que me fizeram capotar por vinte e quatro horas. Ao acordar, levantei-me para tomar água e outra super dose de medicamentos, fiquei, assim, durante uma semana, ou um pouco mais, entre acordar, levantar, tomar outra etc.

Fiquei na pele e osso. Posso dizer que não foi ruim, é boa a sensação de não estar vivo. Mas só sei disso porque acordei, logo, não recomendo, nem pretendo repetir esse feito. Resolvi procurar outro médico, na cidade vizinha.

Ao narrar resumidamente os fatos, depois de mais de duas horas no consultório, veio o diagnóstico, como se não bastasse a depressão, agora tem nome o sofrimento que me consome: transtorno de personalidade *BORDERLINE*. Na hora, não me ative a isso, achei o nome bonito e não perguntei o que era aquilo; a médica também não me explicou a respeito. Saí com mais receitas, parecia um livro de contos de algumas páginas. Árdua aceitação quanto ao diagnóstico, efeitos colaterais de medicamentos e, agora, o receio de alguém ficar sabendo. É muita coisa para um ser humano só. A negação foi marcante quanto à fase inicial do tratamento. A sensação agora é de que sou louco de fato. Isso mudará com o tempo. Os remédios estão ajudando. Apesar dos medicamentos, continuei tendo crises fortes. Ainda que passei a entender que as explosões, implosões, indecisões ou manias vêm do meu jeito de ser e viver no mundo; com o tempo, há de ter um controle. Estou entendendo que meu jeito de ser e de viver resume o transtorno. De certa forma, ligeiramente, me alivia.

Fui afastado do trabalho, era o mais nobre a se fazer. Realmente, não apresentava condições mínimas para a função. Agora, não tenho Rebeca, Roger nem Guilherme. Fico sem saber se isso tudo é culpa minha ou se, realmente, foram fatos que aconteceram motivados por eles. Culpo-me a cada dia. Gostaria de me livrar desse sentimento. Não sinto os pés no chão, falta algo, falta alguém. Mas como criar um chão para os meus pés, se o chão foge de mim?

Roger passou a frequentar a casa de Rebeca, corriqueira-mente. Os dois se tornaram amigos. Ele a convencera de que eu os dopei naquela noite para tirar proveito. Quando se toma remédios controlados, apesar de ser algo comum, as pessoas passam a desacreditar em você. Então, não foi difícil para Roger convencer a professora e outros a meu respeito. Inclusive no meu trabalho onde ele já havia feito novos amigos — possíveis vítimas.

Quando retornei ao trabalho, sentia-me bem, tinha um semblante mais jovial, parecia feliz — o tratamento estava dando certo —, capaz e vivo para laborar. Mas, em poucos dias, comecei a sentir indiferenças por parte de alguns colegas próximos. Não me cumprimentavam ao chegar nem ao sair. Isso durou em torno de quatro ou cinco meses. Passei a ser ignorado pelo meu chefe, o coordenador. Nunca entendi o porquê, uma vez que sempre fui um ótimo profissional. Agora, sendo humilhado, deixado de lado, esquecido em algumas ocasiões. Até que me deparei com a publicação surpresa do meu desligamento da empresa.

Foi o maior choque que havia sofrido. Foi como enfiar um fio elétrico com 220 de voltagem em meu cérebro e a corrente elétrica desceu pela minha coluna explodindo próximo ao cóccix. Tive essa sensação. Sentei-me no sofá e ali permaneci até voltarem os movimentos.

Ninguém fez nada, fiquei sozinho, mais uma vez abando-nado, sem ninguém que se valesse da qualidade de ser humano para oferecer uma água. Rebeca e Roger estavam por trás de tudo. Eles tinham os meios para me atingir em cheio, e, dessa vez, conseguiram.

Quase sem condições para dirigir, consegui chegar em casa, embora tenha saído pela rodovia a ponto de causar algum acidente. Depois de um banho e muitas lágrimas, dopei-me outra vez. Os remédios se tornaram um refúgio, do qual ninguém me acordava. Estava lá jogado na cama, o corpo desfalecido e a cabeça inebriada. O que me esperava era a morte, não fazia mais sentido abrir os meus olhos, até que um dia acordo e me deparo com alguém me chamando e sacudindo meu corpo. Foi difícil reagir, não sabia mais onde eu estava ou quem eu era.

— Professor? Professor? Sou eu, Guilherme.

— Guilherme? Quem é Gui...?

— Meu Deus, Chico! Vou chamar a ambulância.

— Não faça isso! Não quero médico. Só me deixa morrer em paz.

— Chico? Sou eu. Abra os olhos, por favor! Professor, sou eu, seu aluno, Gui. Lembra?

Nesse momento, fui retomando a consciência e consegui permanecer sentado na cama até que abri os meus olhos e vi ele à minha frente.

— Gui, é você?

— Sim! Sou eu. Há dias não te vejo sair nem chegar. Você não atende ao seu celular. Fiquei preocupado.

— Como você entrou aqui?

— Pulei o portão. Não se preocupe, ninguém me viu. Sei que me daria um sermão, se não estivesse nesse estado deplorável. O que aconteceu? Bebeu demais?

— Sim. Bebi tanto, que não sei há quantos dias estou aqui.

— Não pode fazer isso, professor! Sinto sua falta. A professora Rebeca assumiu sua disciplina, mas nunca fala nada sobre o senhor.

— Rebeca dando aulas de filosofia?

— Sim! É final do semestre e ela tem um conhecimento razoável, não chega aos seus pés, mas foi o que a faculdade conseguiu para não perdermos a disciplina.

— Está bem! Faça-me um favor?

— Sim! O que o senhor precisa?

— Primeiro, que me chame de você. Gostaria que fizesse um café bem forte para mim.

— Claro, Chico! Farei isso. Mas, antes, deseja tomar um banho? Eu te ajudo. Creio que será difícil se equilibrar debaixo do chuveiro.

— Sim. Ajude-me com banho e me leva para a cozinha com você.

— Está bem, meu querido! Vamos, levante-se. Vamos para o banheiro.

Levantei-me com a ajuda de Guilherme e tomei um banho gelado. Depois, já me sentia um pouco melhor. Ainda precisei de ajuda para me vestir e descer as escadas até a sala de onde eu ficaria espiando Guilherme passar o café, na cozinha. Fui salvo, novamente. Mas, dessa vez, não era o que eu queria, mesmo sendo por alguém tão amável.

Retornei ao médico, no dia seguinte, para narrar o acontecido, houve troca de medicação, uns para doses mais fortes, enquanto outros foram retirados. A psiquiatra sinalizou que não seria bom eu ficar sozinho.

Gui estava no portão de sua casa quando retornei e me acompanhou até minha casa, não desgrudava um só minuto. Era uma sensação boa, nunca fui cuidado em toda a minha vida dessa maneira. Sentia-me um serzinho pequeno que necessitava dos cuidados, e Guilherme o fazia com tanto afinco, afeto gratuito.

— Obrigado, Gui! Eu não mereço tudo o que está fazendo por mim.

— Deixa de bobagem, Chico! Eu te amo.

Não me contive, as lágrimas desciam como água na bica advindas da sua nascente. Meu coração pulsava de um jeito diferente. Meu corpo ainda estava meio esmorecido, meus olhos num processo de catatonia. Mas Guilherme sempre me trazia de volta para a realidade. Fora a surpresa mais agradável em toda a minha existência. Senti-me amado de verdade, cuidado, pela primeira vez. Diferente de tudo que já havia experimentado.

— Eu também amo muito você! Não me abandone, novamente, Gui.

— Não farei isso! Agora, acalme-se. Vamos ver alguma coisa na TV, enquanto você descansa em meu colo.

Então, escolhemos o filme e me deitei no colo dele. Enquanto acariciava minha barba com sutileza, adormeci em seus braços. Cuidadosamente, Gui, acomodou-me no sofá, cobriu-me com um cobertor e deixou as almofadas sob minha cabeça. Enquanto eu dormia, Guilherme deixou a casa limpa e organizada. Ao acordar, ele já havia saído. Encontrei seu bilhete sobre a mesa, em que dizia:

"Não quis te acordar, você estava lindo dormindo, parecia necessitado de mais carícias. Mas precisei me ausentar, tenho trabalho da faculdade nesta tarde. Não brigue comigo, peguei um dos controles do portão. Voltarei ainda hoje para ver você. Com carinho, Gui".

Ao ler aquele bilhete, não resisti, minhas lágrimas rolaram de felicidade, sei que ele voltará. Fui dar uma olhada no jardim, respirar um ar mais puro. A natureza sempre pode nos surpreender. Então, vou buscar boas surpresas e me recompor como pessoa. Está uma tarde maravilhosa, daqui a pouco será noite. Sinto a brisa fresca que vem de fora.

Às vezes, fico indagando sobre o amor. Tenho notado que as pessoas amam e desamam numa facilidade e rapidez. Eu mesmo tenho vivido assim, algumas vezes. Tenho uma diferença que agora entendo o motivo. Ser *borderline* tem como característica essa facilidade ou necessidade de apego, de posse do outro pelo medo constante de ficar só, de ser abandonado. Olhando mais friamente, hoje, posso dizer que não é amor, mas uma necessidade da presença do outro para me preencher e me completar, é como se o "eu" não existisse sem o "você". É um vazio intenso, que causa, conforme já dito, aquela dor na alma, esse fogo aceso que queima por dentro. Concluo que ser border, é ter uma mente que sofre demais, o contrário de "uma mente que ama demais". Ouso dizer que é viver um constante "amódio", ou seja, o amor e o ódio em concomitância.

A sensação de vazio e de abandono mexe comigo de um jeito que me obriga a aceitar qualquer pessoa que me demonstre afeto. Às vezes, penso que isso seja um pouco controverso, uma vez que, quando adolescente, um toque ou qualquer gesto de carinho me fazia chorar. Eu nunca retribuía, ainda não compreendi se isso também faz parte do transtorno, talvez, um dia, eu entenda. O fato é que hoje, com a "maturidade", digo em alguns aspectos, entendi que ser *borderline* é ser uma eterna criança, afetivamente falando. Com o medicamento correto e psicoterapia, a gente vai aprendendo, a passos bem lentos.

É como atravessar um grande rio sobre uma pinguela sem ninguém para segurar sua mão, sabendo que você pode escorregar, e, se acontecer, as consequências poderão ser trágicas. Mas sou eu por mim mesmo, ou você por você mesmo. Questiono-me muito sobre o transtorno, de onde veio, quando começou, qual foi o ponto chave para que acontecesse. Na literatura, pude descobrir algumas coisas e, quando analiso minha história, cujo tema está citado desde o início, percebo que o fator principal é negligência afetiva, vinculada à violência física e ao abandono.

Deve existir muitas outras teorias. Somos seres complexos e não podemos julgar cada indivíduo com as mesmas razões, uma vez que cada ser é único e com motivações diferentes. Além do mais, um indivíduo pode ser portador de um ou mais transtornos, concomitantemente. Não é esse o meu caso.

Ser *borderline* é conviver com angústia constantemente. Os pensamentos consomem a maior parte da energia dos meus dias, seja em relação ao serviço ou ao namoro. Este último é o pior deles, a meu ver. Estou sempre criando ilusões para blindar meus relacionamentos.

Nesse momento, estou tomado por um sentimento de poder. Preciso aproveitar ao máximo o instante porque é nele que vivo. Logo, preciso produzir, pois vejo nessas oportunidades de pensamentos positivos a possibilidade de render no trabalho, na música e nos textos que escrevo. Não irei me surpreender se, ao final de tudo, eu me apaixonar pelo texto. Porém, numa segunda revisão, posso mudar tudo por achar que tudo está muito ruim.

Estou aqui escrevendo e teorizando sobre Gui, que ainda não apareceu. Não largo o celular por nada, ele deve me mandar mensagem, ou ligar, algo vai acontecer. Não sei. Talvez, ele não tenha gostado de cuidar de mim, ou de me ver nesse estado deplorável em que me encontro.

Gosto muito de leis, desde que o conheci, apaixonei-me pelo Direito. Talvez eu curse um dia, apesar de já ter duas graduações. Mas dentro de mim as coisas funcionam de forma diferente. Não me apaixono só pela pessoa, apaixono-me também pelo que ela é ou faz, e sinto o desejo de falarmos das mesmas coisas. É bom fazer o papo fluir, talvez seja uma forma de demonstrar que gosto dela.

Bem, meu mundo acabou de cair. Gui mandou mensagem, vai chegar mais tarde. No entanto, penso que ele poderia ter sido um pouco mais específico. Não sei qual a razão do atraso, minha cabeça agora gira como uma hélice de um ventilador e faísca como a solda nas mãos do soldador em obra. Não me contenho, preciso de detalhes, de mensagens mais esclarecedoras. É meu jeito de funcionar. Mas as pessoas não sabem disso, não estão preocupadas com o transtorno alheio.

Talvez se falássemos mais sobre nós, mais pessoas nos suportariam, quanto ao sofrimento, seríamos poupados, se é que isso é possível. Sinto-me uma caixinha de surpresas, tenho medo de mim mesmo em algumas ocasiões. Sabe, o fato do arrependimento posterior, a vergonha que vem atrelada a isso gera, também, muita dor.

Quando o mundo está muito cinza, que aliás é assim que vejo quase sempre, sou acometido de uma tristeza sem fim, mas, em um piscar de olhos, as cores ressurgem e vejo arco-íris em todos os lugares. Quando tomei consciência de mim, comecei a achar graça das minhas ações, de algumas é claro — é uma pena que ainda não consigo controlá-las —, mas, depois de feitas, são engraçadas, apesar de alguns casos já terem quase ido parar na polícia. Então, o assunto é muito sério, ainda me causa culpa e vergonha.

O portão está abrindo. Vou conferir. Guilherme está chegando com uma sacola nas mãos. Do portão até a escada principal, deve dar uns cinquenta metros de distância, sinto o cheiro das rosas, da grama, e ouço o coaxar dos sapos no jardim. Agora, Gui acaba de entrar. Estou com excesso de medicação no corpo, então, por hoje estou livre de uma possível crise, mas isso não quer dizer que os pensamentos negativos não insistam, a diferença é que medicado eu consigo, na maioria das vezes, controlá-los.

— Olá, meu amor! O que houve que te fez atrasar?

— Nada demais, Chico! Fiquei conversando com os amigos da faculdade. O trabalho era na casa de um deles, terminamos e jogamos conversa fora. Algum problema?

Nesse momento, meu coração dispara, penso em um milhão de possibilidades. Mas, contenho-me.

— O que tem na sacola?

— Trouxe seu jantar, você precisa se alimentar direito.

— Obrigado, Guilherme, por ser tão generoso!

Vou encaminhar a conversa a fim de contar a verdade, não posso guardar isso para mim. Ele pensa que eu havia desaparecido porque tinha bebido demais. Bom, na verdade não é mentira. Mas, não foi álcool que tomei. É uma situação delicada, não sei se vou conseguir, mas creio que ele viu a medicação na mesa do quarto, enquanto eu dormia. Talvez, seja melhor esperar ele perguntar, estou bastante confuso.

— Vamos jantar, professor! Tem comida para nós dois.

— Ótimo! Então, vamos para mesa, depois pensamos no que poderemos fazer.

— Como está você e a Rebeca? Hoje, vi-a saindo de mãos dadas com um rapaz.

— Estamos bem distantes. Desde o último episódio, não tenho notícias dela. Como era o rapaz com quem ela estava?

— Ele tinha mais ou menos minha altura, cabelos pretos. Talvez, fosse um pouco mais velho que eu. Ah! Ele usava uma mochila colorida.

— Certo! É Roger. Conheço-o bem.

— Lembro-me de ter ouvido esse nome.

Neste momento, não sei no que pensar. Rebeca acolhera o infeliz e, agora, pelo que tudo indica, estão namorando. Roger é muito bom de lábia, identifica-se com todos e é capaz de mudar como um camaleão. Não imagino o fim dessa história entre os dois. Se sozinho já faz um estrago, fico imaginado o que farão em dupla.

— Acho melhor a gente jantar, Francisco.

— Você tem toda razão, meu amor! Vamos nos servir. Estou faminto.

Enquanto jantamos, ficamos em silêncio. É comum me silenciar nesses momentos. Mas penso que Gui está querendo dizer algo.

Outra vez, meus pensamentos me pregam uma peça, começo a tremer as pernas, o que me faz parar de comer. Felizmente, ele estava tão faminto que não percebe.

Quando isso me acontece, sinto-me sufocado. Então, repito a oração que decorei da bíblia, época em que estudei no colégio de padres. O salmista dizia: "Salvai-me, ó Deus, porque as águas até o meu pescoço já chegaram! Na lama do abismo eu me afundo, e não encontro apoio para os pés".

Enfim, terminamos o jantar. Gui, em um silêncio ensurde-cedor, enquanto eu gritava por dentro, na tentativa de conter as emoções que queriam me estourar. Preciso aprender a me controlar. Não posso estragar tudo. Eu o amo tanto, mas...

— O que vocês falavam após o trabalho da faculdade, Gui?

— Ah! Falamos sobre muitas coisas.

— Tipo o quê? Poderia ser mais específico?

— A formatura, o futuro, a escolha do padrinho da turma. Inclusive, você foi citado por todos que compareceram à reunião.

— Obrigado! Fico feliz por lembrarem de mim. Mas, Guilherme, por alguma razão que desconheço, demitiram-me.

— Sério? Como assim? Você é o melhor professor que já tivemos nesta disciplina, os outros foram só remendos.

— Eu não sei te dizer. Talvez repensem, não sei. Quero lhe contar uma coisa: eu me envolvi com o rapaz que você viu com Rebeca. Ele me trouxe muitos problemas, estou tomando remédios, estou doente, e minha demissão me fez ficar pior. Sei que tem o dedo dele e da Rebeca nisso tudo.

— Não posso acreditar, Chico! Como assim? A Rebeca, sim, seria capaz de fazer isso. Mas esse rapaz pode tê-la incentivado?

— Mas não vamos nos ater aos fatos, por enquanto. Preciso cuidar de mim, entender-me melhor e, depois, corro atrás de outro emprego. Mas estou preocupado com o futuro. Não quero te encher com minhas preocupações bobas. Você vai se formar e terá uma vida linda pela frente. No fim, iremos começar do zero, mas é o que tenho. A vida não pode parar.

Pegar-me, neste momento, fazendo planos me faz rememorar o dia em que decidi procurar ajuda de um profissional. Eu estava afundado na depressão. Era impossível pensar no amanhã como algo que pudesse ser bom. Mas, agora, fazer planos para o futuro me faz acreditar que os remédios estão de fato me ajudando; esta é uma fase para se comemorar. Mas preciso tomar muito cuidado com minhas vontades, às vezes, sou traído por elas.

Nem sempre consigo distinguir quando sou eu de verdade ou quando são impulsos causados pelo transtorno. É preciso cautela ou tomarei decisões precipitadas, o que me causará algum dano no final. Portanto, tenho o cuidado de não pôr em prática quase nada fazendo uso do bom senso, a menos que eu tenha planejado com antecedência e concluído que sou eu mesmo e não meu amigo *border*.

Não queira imaginar, querido leitor, você ser guardião de todos os seus pensamentos 24h por dia. Há de chegar um momento que vou explodir novamente e isso me causa muito medo, pois nunca sei quando vai acontecer. Conheço alguns sinais. Quando estou muito disposto e já acordo acelerado querendo realizar algo, partindo para prática disso, é um forte indício de que é meu amigo *border* se manifestando a fim de se realizar por meio de mim. Ele é malvado. Se eu pudesse defini-lo, diria que, literalmente, o transtorno de personalidade *borderline* é um psicopata. Em breve, explicar-lhe-ei o porquê.

Há momentos em que ele me acorda cheio de pensamentos bons. Assim, iludo-me de que estou bem, quando projeto meus sonhos. De repente, sou tentado a investir, visto que todo plano, de certa forma, envolve grana. Então, depois de já estar endividado, ter ultrapassado todos os limites do cartão de crédito, vem a sensação de alívio momentânea. No entanto, quando racionalizo e processo tudo isso dentro de mim, vejo que fui, novamente, induzido por ele. As ações *border* são para alimentá-lo, não a mim, mas ao transtorno.

Olhando de fora, mantendo certa distância como se eu fosse um personagem de mim mesmo, consigo captar esta parte desse demônio de traços perversos que é meu amigo *border*, que nunca me abandona. Sim, quando a crise chega, faz com que a gente sofra muito, e isso implica em dor física, emocional, com danos materiais quase irreparáveis, isso me faz ver o transtorno como um demônio sedento pra devorar-me a vida.

Estou aprendendo a cada dia conviver comigo mesmo e isso tem me ajudado a me aceitar por inteiro uma vez que vivo em retalhos. Estou encontrando coragem para me aceitar assim todo imperfeito, apesar de ser difícil, pretendo me aceitar assim, para poder viver de bem comigo e com os meus defeitos, sem estar fixado nas coisas miúdas que normalmente me prendem e me desassociam.

Depois de tudo, é chegada a hora de ficar só novamente. Hoje, em especial, eu preciso, sinto a necessidade de estar sozinho, a presença de Guilherme aqui comigo é maravilhosa, mas prefiro obedecer, ceder ao meu desejo e então gentilmente agradeço e peço para que ele vá dormir em casa. Tomar esse tipo de decisão não é fácil pois não sei o que vem depois, pode ser que eu assista a um filme, ou tome um banho bem demorado, mas também pode ser que eu tome alguns comprimidos além do que me fora prescrito.

— Mas, Chico! Tem certeza que deseja que eu vá? Fico preocupado com você aqui sozinho.

— Não se preocupe, Gui! Vou ficar bem. Você já cuidou de mim o suficiente por hoje. Leva a chave da casa e o controle do portão. Volte a hora que quiser, só me avise, por favor, que está vindo. Ficarei bem, prometo.

Depois do tratamento, tenho tomado mais consciência do que sou e como sou, mas isso não dá pra afirmar se é algo tão bom porque o fato de me conhecer melhor faz-me conhecer mais sobre meu transtorno. Quase sempre é ele que decide dentro de mim como será o próximo passo. O lado bom é que já entendi como ele funciona em alguns aspectos e consigo discernir entre o que ele quer e o que eu de fato preciso. Normalmente, acabo por sucumbir às vontades dele. Mas, segundo os médicos, com o tempo e com a medicação correta, vou enfim saber quem sou de fato. Talvez eu viva de maneira integral.

Guilherme foi embora. Pergunto-me por que o mandei sair, se, na verdade, queria-o aqui. Faz parte do processo. Tomo um banho bem demorado, a fumaça parece nuvem no banheiro devido à temperatura da água; adoro um banho bem quente. Daqui do banheiro, consigo ver parte da minha cama, mas ainda não sei se quero dormir, estou tranquilo, dentro do possível. Termino o banho e tomo meus remédios na dose certa. Amanhã, certamente, Gui há de voltar e far-me-á companhia. Quero estar bem para ficarmos juntos. Darei uma ajeitada na barba, que está grande demais. Embora eu não viva sem ela, na maneira em que se encontra, faz-me parecer um desleixado. Estou bocejando, deito meu corpo franzino nesta cama gigante, na esperança de ter uma boa noite de sono. "Até amanhã" falo comigo mesmo. Nunca me esqueço que este ato se deve ao meu amigo estar quieto aqui dentro. Logo é meu jeito de dizer a ele que neste momento sou eu quem está no controle. Isso me acalma e consigo dormir um pouco mais relaxado.

Uma coisa que gosto muito de fazer é observar o tempo. A natureza pra mim diz muita coisa. Hoje eu acordei me sentindo bem disposto, normalmente tenho muita dificuldade em sair da cama. É um esforço que me rasga por dentro, mas hoje foi diferente, quis sair naturalmente. O celular continua no quarto, nem fiz questão de trazê-lo comigo. Às vezes, tenho a percepção de que crio muita expectativa em relação às mensagens ora recebidas, cuja importância é irrelevante.

Estou aqui sentado na cadeira propositalmente organizada para ficar de frente com a janela do jardim de onde posso ver as plantas e alguns prédios deste lado da rua. É assim quase todos os dias, me perco nos pensamentos entre um gole e outro do café amargo matinal, enquanto aprecio sua fumaça evaporando fazendo movimentos se dissipando no ar.

Gosto de saborear cada gole, e olhar pela janela: me remete ao mundo, normalmente estou tão preso dentro de mim que, quando posso, permito-me enxergar além do que meus olhos veem. É bem curioso, nesses momentos fico tão anestesiado, se tocar a campainha sou capaz de não ouvi-la, tal é minha concentração.

Já estou aqui a mais de uma hora, a garrafa está quase vazia. Me levanto pra cuidar de algumas coisas, vou ao jardim, mas imediatamente volto pra cozinha, não sei por que, mas não quero estar lá fora, também não quero estar aqui dentro. É de se preocupar, começo a me observar como se fosse meu próprio analista. As sensações são as piores, subo até o quarto e pego um frasco de remédio, abro-o e coloco todos os comprimidos na palma da mão, também não é o que quero, os devolvo ao frasco. Desço mais uma vez para a sala ligando a televisão, passando de canal a canal que nada tem que me prenda atenção. Esta inquietude é normal, embora devesse estar mais controlada, considerando os remédios de todos os dias.

O dia está esplendoroso, consigo sentir isso, o céu está totalmente azul. Dizem que olhar pra cima pode ajudar na sensação de bem estar, então fico um longo tempo procurando algo no céu. Tenho a impressão de que faz sentido, minha cabeça deu uma aquietada, mas não é um bom momento pra ligar pra ninguém, nem mesmo para o Guilherme. Acabo de ser tomado por uma fúria, preciso tomar mais remédios, apesar de que já tomei a dose do dia, estou confuso, o que devo fazer? Fico procurando em meus pensamentos algo que me faça controlar meu amigo que está querendo agir — já sei, gosto de fazer bolo de laranjas com casca, sempre acerto, e eles ficam saborosos, principalmente pelo amargo da casca depois que o bolo esfria. Juntei todos os ingredientes, é simples, tudo feito no liquidificador. O forno já está aquecido, 200 graus é o ideal. Insiro com cautela a forma no forno.

Pronto, está quase assado, confiro pelo vidro do forno, está grande e com uma cara ótima, mas a sensação de raiva persiste, sinto cheiro de bolo assado, isso não me acalmara, retiro a forma, mas esqueço de desligar o fogo.

— Meu Deus! Quem será? O celular tocando logo agora!

Aproveito e atendo, era um número desconhecido, daqueles que normalmente não queremos atender. Destilei todo o veneno em quem quer que seja que estivesse do outro lado, em seguida sem piedade arremesso o celular na parede, esta é a terceira vez que faço isso com ele, a terceira tela frontal que terei que comprar, mas não parei aí, atirei-o dentro do forno quente, penso que queria fazer um bolo com ele. Parece engraçado, mas é muito dolorido, neste momento em que narro o fato, fico trêmulo, revivo a cena que teve uma sequência de quebradeira das louças que estavam no balcão bem à minha frente.

Um isqueiro a gás, ou binga como é chamado na minha região, estava nas minhas mãos, a cortina da janela da cozinha principal me olhava de um jeito e lá se vai, bastava uns quatro passos longos e ela estaria em chamas. Antes disso visualizei outra jarra que ainda estava inteira, quando a arremesso, ouço um grito; uma voz que vinha logo de trás de mim: "que isso menino, você tá doido?" No gesto espontâneo, me virei sem me assustar, e aos berros indaguei: "o que você faz aqui, demônio? Não te chamei aqui."

Eu nunca tinha feito algo semelhante diante de ninguém da família. Minha irmã ainda se desculpa, ela sabe que a presença de alguém na minha casa sem prévio aviso me deixa irritado. Graças a Deus que ela chegou, conferiu o forno, resgatou o celular, e juntou os cacos de louça esparramados pelo chão.

Não me senti bem com o acontecido, me envergonhei muito, saí para o jardim e apertei duas almofadas contra a minha cabeça, de modo que não ouvia o barulho dos cacos sendo varridos e jogados no cesto. Foi uma cena deplorável que almejo nunca mais repetir. "Tchau", disse ela, "fica bem, tenta não se estressar tanto". Eu mal conseguia olhar em sua direção, apenas caí em prantos, soluçava mais que criança querendo o peito da mãe sem tê-lo.

A partir deste dia as coisas deram sinais que iriam piorar. Comecei a chorar por qualquer coisa: assistindo a um filme, ouvindo o canto de um pássaro ou lendo um livro qualquer. Não precisava de motivos, penso que eu sou o próprio motivo do choro.

Outra vez tomei uma dosagem alta de comprimidos para dormir, eram de duas qualidades. Desta vez dormi por três dias, acordei uma única vez, e repeti a façanha. Não queria estar vivo, me apago novamente por mais vinte e quatro horas.

Em virtude deste episódio me vi diante de uma situação que me exigiu forças que já não existiam, me veio em mente o trecho de uma música que fixou-se em meus pensamentos: "é preciso ter força, é preciso ter raça, é preciso ter gana sempre". Encontrei no pouco que restava de mim um tantinho de forças, logo, agendei uma nova consulta, e foram acrescentados outros remédios, fiquei dopado, agora com prescrição médica, mas esses efeitos não durariam mais que oito ou dez dias e meu corpo já estaria adaptado, me sinto mais calmo. Como sempre, só me resta a vergonha e o sentimento da culpa persecutória, tanto pelo que fiz e até pelo que não havia sido feito.

Como dito anteriormente, tudo é uma questão de tempo. Os ponteiros dos relógios continuam rodando, seja nos pulsos das pessoas ou nas paredes, mas estão sempre contabilizando o tempo. E neste caso, para mim, cada volta que o mundo dá faz toda a diferença, começo a ter pressa de viver, já não tenho mais idade para certas coisas.

Pouco mais de uma semana e me sinto pronto pra sair da cama, andar pelo jardim e me alimentar melhor. Desta vez minha mãe passou a mandar comida quase todos os dias. Minha irmã há de ter feito um leve resumo da cena que assistira. Não existiam forças dentro de mim pra cozinhar ou comprar comida, nem mesmo coragem para mastigar, mas fui me refazendo. Nesse período cheguei a pesar quarenta e oito quilos, perdi muito peso rapidamente, os remédios, ou pelo menos um deles, não me deixam ter fome, tenho que me forçar, ou vou morrer definhando.

Depois da relação conturbada com Roger, passei a ter medo de me relacionar. Não consigo conhecer outras pessoas, mas penso em Guilherme, nele eu ainda confio, mesmo assim fico sempre com um pé atrás, uma vez que a sensação é de que em algum momento serei cobrado por algo. Nós continuamos mantendo contato, as redes sociais nos permitem trocar algumas ideias e estou sempre me desabafando com ele. Conheci outros rapazes, mas agora apenas sexo casual, não tenho condições de aceitar alguém na minha vida, estou aprendendo a ter a mim mesmo para suportar o fardo da minha própria existência. Aproveito também para escrever em tempo real essas páginas que nem sei se um dia serão lidas, e, apesar de travar ao narrar alguns fatos, basta um tempo, faço outras coisas e volto a escrever inebriado pelas palavras.

Estou aprendendo também a ser mais seletivo, dando mais importância ao que realmente tem sentido e me agrega valores. Hoje posso afirmar que os pensamentos de suicídio ainda existem, porém apenas como pensamentos, logo os substituo por outros, sendo assim, preciso estar em vigília constante, receio me perder novamente.

Hoje, surpreendentemente, Gui me ligou. Desnecessário o pedido de desculpa pela ausência. Claro que eu entendo que ele estava ocupado demais com a formatura, é um garoto muito inteligente, aprovado na ordem e agora no sábado seguinte será a formatura. Aceitei o convite, foi muito acolhedor ver sua mãe Solânea e seu pai Augusto novamente, passei a maior parte da festa com ele.

Me comovi muito com o discurso diante de tanta gente, em nome da turma de Direito que me fizeram uma bela homenagem de agradecimento. Meus olhos ficaram vermelhos, até tentei engolir o choro, mas era impossível conter as lágrimas que insistentemente desciam sem parar. Solânea me fizera cafuné durante a homenagem, era realmente uma pessoa incrível esta mulher, enquanto Augusto tocava-me os ombros, num belo gesto que se espera de um humano tão nobre.

Meu amigo *borderline* continua dentro de mim, ele sou e eu sou ele. No final somos um só. Todavia, basta um descuido e ele toma conta, fazendo de mim fragmentos desencontrados, então os remédios ainda são necessários. A cada sessenta dias faço consulta e relato cada acontecimento. Nesta última, comecei a fazer o desmame de um dos medicamentos. Confesso que é difícil, sentir medo e alívio ao mesmo tempo, sinto muita vontade de tomar um bom vinho, de preferência acompanhado de alguém especial. Mas desta vez vou sem pressa, estou realmente entendendo o que se passa com meu parceiro de toda a vida: os remédios o fazem dormir, mas hora ou outra ele sonha, é como me sinto quando sou pego pensando coisas ruins.

Até consigo me ver no espelho, aquela visão borrada, deturpada já não existe mais, me vejo por inteiro. Tenho autocrítica razoavelmente equilibrada, parece que estou me resolvendo de fato.

Nesta época de férias de fim de ano, vejo Rebeca e Roger juntos, parecem felizes, ele está sempre dirigindo o carro dela, não sei ainda como pode essa relação estar dando certo. Tenho observado que ele continua muito bem vestido. Como as redes sociais são o nosso segundo olho, observei também que ele canta com ela na igreja, se converteu, estão programando até seu batismo. Bom de lábia como é, em breve estará no púlpito fazendo suas pregações como líder religioso. Nunca mais nos falamos, nem com Rebeca. Espero não ser necessário, não desejo isso nem em caso de vida ou morte, ambos não me fizeram bem.

Fim de ano, me agrada muito este espírito natalino. Amo ouvir essas músicas temáticas instrumentais, me relaxa muito a mente e me faz relembrar os dez anos que morei no colégio de padre. Todo final de ano, nas festas natalinas, trocávamos presentes e a Ceia de Natal era meu momento predileto. O clima leve e a calmaria permeavam cada canto da imensidão do convento do Carmo.

Era uma exceção as visitas nestas épocas do ano. No mais, tínhamos muito estudo interno, pastorais e faculdade. Posso dizer que é um regime semiaberto, porque antes deste tivemos o noviciado pelo período de um ano vivendo reclusos, regime fechado. Me lembro que dentre os poucos minutos de intervalo, adorava ficar no claustro, que aliás tinha um jardim impecável cuidado pelos seminaristas.

Nunca me senti tão testado e provocado, por outro lado me sentia seguro, amado, era um clima muito familiar, um pouco utópico considerando a realidade das famílias brasileiras. Conheci pessoas incríveis como Leonardo Boff, e o inesquecível professor Dr. Cleverson Leite Bastos durante o curso de filosofia. Claro que muitos outros foram importantes na minha formação enquanto pessoa. Frei Ivani Pinheiro, Josué Ghizoni. Reginaldo Manzotti estava em início de carreira, mas já fazia missas incríveis. Tive a honra de ensaiar alguns seminaristas para uma apresentação em uma de suas missas na Paróquia São Sebastião. Enquanto seminarista, meu amiguinho *border* era bem contido, as ocupações braçais, intelectuais, o silêncio, a oração constante e meditação, bem como a vivência em comunidade parece que fazia efeito; raríssimas vezes acredito ter perdido o controle, mas creio que foi a fase que mais fiquei ausente de mim, vivi esse tempo todo como um personagem. Talvez isso tenha contribuído para que ele, o transtorno, ficasse acomodado aqui dentro.

CAPÍTULO XIV

RESSIGNIFICANDO A VIDA

Nem tudo é para sempre, sinto que estou quase totalmente recuperado. Por enquanto estou fazendo o teste de tentar ficar sozinho, não me envolver com ninguém por um bom tempo. É meu próprio teste, preciso encarar isso como uma terapia, para estar bem no futuro e poder viver feliz com uma pessoa que contribua com o meu bem estar, mas que não seja a razão de tudo. A passos lentos, vou vencendo cada dia.

As aulas irão retomar e serei contratado novamente. Incrivelmente recebi hoje uma ligação me solicitando. Ainda não decidi, mas me parece que Rebeca não poderá assumir as novas turmas. Na verdade, ela não tem formação em filosofia. Respondi que irei até a faculdade para combinarmos sobre o retorno, em aceitar novamente este desafio que amo tanto que me fará muito bem. Enquanto isso sigo minha rotina de casa, recebo algumas visitas de Guilherme; este, sim, vale a pena. É um ser humano dos raros. Ficamos amigos íntimos, não falamos mais sobre namoro, nem nada do tipo, ficamos juntos no sofá, na cama, até dormimos agarradinhos, mas nada mais que bons amigos. Entre nós está tudo muito claro e decidido, penso que ele já conheceu outra pessoa, e eu por decisão própria não aceitaria nada com ele, pois estou em fase de superação de mim mesmo, preciso ter foco. Mas é muito bom quando ele se faz presente, apesar de estar se tornando raro nossos encontros, vejo que isso até colabora para minha saúde mental. O futuro nos dirá o que faremos com os nossos sentimentos.

Uma história borderline

Hoje significa muito pra mim. É uma bela segunda-feira. Assim como sempre fiz, o farei aqui narrando o quanto o sol está lindo. Uma brisa fresca. Fico a olhar as árvores que sutilmente são tocadas pelo vento balançando suas folhas como se fosse um adeus para os galhos que as sustentam. Sim, sempre olho para as folhas com uma certa piedade que desperta em mim. Nunca se sabe quando elas vão se desprender do galho que as seguram; as mais amareladas vejo que já estão no fim e em breve deixarão vazio o espaço na árvore.

De certa forma, isso mexe comigo, quando elas caem, e estou olhando; sinto uma estranheza, já cheguei a recolher algumas e até trazê-las comigo. Se eu continuasse com esta ideia, não teria mais espaço dentro de casa, folhas caem o tempo todo.

Eu não preciso entender a natureza das árvores, mas sim a minha. Estou indo aos poucos, mas é uma perda que ainda me fere, isso desde criança quando me apegava a determinados objetos pois sentia medo por eles, solidão por eles. Eram como se fossem criaturas vivas que não podiam ser deixadas abandonadas em seus lugares, sozinhas ao sol do dia, ou no sereno da noite, e nas tempestades frias. Acho que ainda sou um pouco daquela criança, ou é meu amigo *border* sonhando, mexendo comigo. Espero que ele nunca mais acorde, assim me mantenho consciente na vigília dos meus pensamentos, ações e sentimentos.

Enfim a noite se aproxima, geralmente depois que o sol se põe é normal que me deprima; bate ainda uma tristeza, sei que são resquícios de tudo que tenho vivido, então especialmente hoje vou resolver isso em sala de aula. Me arrumo, passo um perfume, a chave do carro já está sobre a mesa ao lado do material didático. Gosto de deixar tudo organizado pra nunca me atrasar ou me perder de algo.

Geralmente no dia anterior já sei que roupa eu vou vestir no dia seguinte, deixo tudo separado, isso vai do par de meias a camisa, se lisa ou estampada, mas nem sempre foi assim.

A faculdade está um furdunço, calouros e veteranos no pega-pega do trote. Particularmente acho isso deselegante e banal, é também de certa forma humilhante. As faculdades juntamente com os acadêmicos deveriam conversar sobre o tema. Existem inúmeras formas sadias de se aplicar um trote. Vejo que essa parte de transição para o ensino superior é feita de maneira um tanto primitiva, não condiz com a vivência humana num ambiente universitário. Mas infelizmente ainda acontece de maneira degradante, como ainda julgo que é o ser humano em sua essência.

Gosto de falar sobre isso. Julgo que nossa essência é má, as coisas foram se ajeitando à medida que foram se criando limites com base nos contratos sociais. Se olharmos com profundeza nossa história, não pondo em foco apenas a religião, somos seres treinados por outros seres da mesma espécie. Assim como treinamos um cão, mas a natureza do cão é latir, então, podemos até educá-lo por meio do reforço positivo, mas se deixarmos muito tempo sem o treino, ele vai latir, morder. Existem os cães naturalmente bonzinhos, então acredito que temos a essência má e competitiva, fomos treinados para conviver em sociedade, para se aproximar inconscientemente da comunidade imaginada, esta que todos os dias fazemos questão de fazermos parte.

A maioria entendeu, mas é só olharmos as atrocidades para entendermos também que evoluímos muito pouco. Ou estamos esquecendo o que outrora aprendemos, se aprendemos é porque não nascemos sendo, mas iríamos a ser. Assim como acontece com animais: treinados, eles serão, estando como potência, no vir a ser. Já nós, seres humanos, entendo que somos uma eterna potência que tende para o mal num vir a ser do bem.

A noite hoje, como em todos os primeiros dias de aulas todos os anos, é para apresentação e discussões acerca de alguns temas sem muita relevância acadêmica. É normal a algazarra, porém aproveito para fazer apresentação de conteúdo, discussão sobre a forma de condução das aulas, trabalhos bem como formas de avaliação em geral. É um momento descontraído pois no decorrer do ano letivo sabemos que é coisa de gente séria com objetivos claros, por isso alguns desistem no meio do caminho, o que é compreensível.

Preciso aprender lidar com certos acontecimentos, acho que faz parte do meu jeito de ser, mas também não faz sentido criar tormenta pelos outros; eu mesmo não sou exemplo, iniciei várias coisas que ficaram inacabadas pelo caminho.

Ao término desta aula, fui até a sala dos professores. Nos anos anteriores, foi o lugar que eu menos frequentei, tenho um certo receio desse meio, não costumava interagir, porém ouvia tudo e todos, mas não tinha o tesão de compartilhar nada com os colegas. Acho um ambiente totalmente frígido, e pensamentos rígidos. Não gosto deste estilo, prefiro elucubrações possíveis de me tirar do chão, que faça flutuar meus pensamentos. Mas era necessário me apresentar e conhecer os novatos recém contratados.

Fiquei surpreso e ao mesmo tempo feliz por não encontrar Rebeca por lá. Gerou uma certa curiosidade, talvez ela tivesse ficado em casa curtindo o novo namorado. Nem sei porque estou pensando nisso, mas a cadeira dela vazia me fez lembrar. Me apresentei, peguei um café e adeus. Foi o melhor a ser feito. Muita conversa e perguntas toscas me fariam dar respostas toscas. Foi claramente exposta a ideia sobre minha demissão. Eu até então já tinha esquecido de me perguntar o porquê. Pude entender que tinha a ver com Rebeca e seu novo namorado. Isso já era passado e o fato é que estou novamente contratado. Me afirmou como professor, foi como receber um selo de qualidade para assim assumir novamente o meu posto. Me fez tão bem, que superou o tarja-preta por hoje, que aliás está na hora de engolir o último da noite. Assim, chego em casa e vou direto pra cama.

CAPÍTULO XV

REBECA EM APUROS

Estranhamente recebo uma mensagem de Rebeca dizendo que não vai comparecer à faculdade porque está ocupada com coisas da igreja. É bem estranho, afinal, conheço muito bem a professora, esta jamais seria uma desculpa que justificasse sua ausência. Tranquilo, sigo dirigindo. Outra mensagem em meu celular, segui até um local seguro e estacionei para ler. "Não vai me responder? Estou com saudades". Primeiro fiquei sem palavras, mal conseguia respirar enquanto olhava para tela quebrada do celular. Vou pra casa, não é seguro ficar à margem da rodovia a esta hora da noite. Depois, decido se respondo. Estou bem curioso. Afinal, por que ela falaria comigo hoje? Será que ela sabe que voltei a trabalhar? Penso mil coisas até chegar ao portão de casa. De longe vejo um vulto, pode ser Guilherme, me aproximo e certifico; dei a volta na quadra até decidir se entro. Roger estava no portão, parei o carro, abri a janela e o cumprimentei:

— Boa noite! Preciso entrar. Pode sair do portão, Roger?

— Apenas quero conversar com você, professor. Não precisa ter medo.

— Não tenho medo de você. Mas acho bom você não se meter a besta comigo. Agora, saia da frente do meu portão ou te atropelo.

Uma história *borderline*

— Calma, mestre! Você tá muito nervoso. Eu mudei, agora estou até no coral da igreja, estou ensaiando umas pregações, só queria lhe convidar para me assistir no domingo. É! Eu até concluí o segundo grau. A Rebeca me ajudou em tudo. Fiz umas provas e foi rápido. Logo vou pra faculdade. Tô regenerado, salvo das coisas do mundo. Vou nessa! Não esqueça, domingo à noite.

Confesso que me deu um frio no estômago aquela conversa, e só decidi abrir o portão quando tive certeza que ele havia entrado na casa da professora. Agora na segurança da minha residência, penso em responder as mensagens dela. Digito alguma coisa, mas nada parece fazer sentido, não quero isso, apago, escrevo outra vez e assim por várias vezes; no fim acabei deixando o celular de lado, peguei um suco na geladeira e fui para o quarto pois já estava de olhos fechados sob o efeito do remédio.

É uma bela manhã, acordei me sentindo leve. Na verdade, me sinto bem a cada dia, desde a última troca da medição estou me sentindo mais controlado de fato. É um bom sinal. Esta é a primeira vez em que acordo com vontade de sair da cama, logo o faço e vou imediatamente fazer o meu café matinal. Consigo ver o sol, e o céu, as árvores parecem mais vivas, que sensação empolgante. Será que o normal é ser assim? Isso é novo pra mim, que sempre vivi dentro de dias cinzas e noites regadas de tristeza ou lágrimas. Bem, não sei até quando isso vai durar, só sei que quero aproveitar o tempo que for.

A uma quadra daqui há uma bela padaria. Quero pães frescos, então, vou agora mesmo buscá-los. Aproveito e faço uma caminhada. Hoje, nada estragará o meu dia, considerando o astral do momento.

— Bom dia, Rebeca! Que coincidência. Nunca nos encontramos nesta padaria.

— Bom dia, Francisco!

A professora não me deu muita atenção, achei estranho o fato de estar usando óculos escuro, apesar da manhã esplêndida, não me lembro de ser um acessório que ela costumava usar nesses horários. Mas não tem nada a ver comigo, então compro meus pães e saio primeiro que ela, uma vez que parecia esconder o rosto. Normal, pensei, vai ver eu nunca tinha observado como hoje.

À noite, com certeza, nós nos veremos na faculdade, talvez conversaremos sobre as mensagens que não respondi. Talvez ela esteja chateada pelo vácuo de ontem. Confesso que estou voltando para casa com os desejados pães que já não parecem ter o sabor imaginado. Algo dentro de mim já não está devidamente equilibrado, mas é assim mesmo, é difícil acostumar, mas meu jeito de ser é este e não tenho muito o que fazer. Vou tomar o meu café e comer o pão quentinho. Se ao menos Gui saísse das sombras e desse o ar de sua graça, receio que algo em mim mudaria, mas fico com o que sou, porque o outro não pode mais ser visto como parte de mim.

Neste momento meu corpo parece estremecer, minha alma parece estar em algum lugar que não seja dentro de mim. Sinto o silêncio tomando conta de tudo, não faço questão de nada que está acontecendo, acabo de ser tomado por esta sensação de vazio. Ei de ficar sem vontade de conversar por uns dois, talvez até três dias, lhes digo que não é bom se sentir assim, subo para o quarto, também não estou afim de escrever, mas por outro lado faço questão de ser fiel ao meu leitor, para que você possa imaginar minuciosamente como é ser o seu próprio inimigo.

O dia parece infindável, os remédios no criado ao lado da cama me chamam, quero engolir alguns, mas me controlo, tento abrir um livro, jornal e revistas, nada faz sentido, quando dou fé, já é tarde e não planejei a aula de hoje, logo trato de me concentrar no que mais importa, começo a recuperar minha razão, vou conduzindo o planejamento com naturalidade, e me entregando ao prazer que me envolve o momento.

Hoje a aula será da melhor maneira. Quando estou em sala não sou o Francisco, mas sim o Professor, um personagem por detrás de quem me escondo. Ele pode ser feliz, sorrir, brincar, sem isso não vivo, penso que estaria morto se não recuperasse este emprego.

Ao chegar na sala de aula, vejo Roger, sentado na primeira fileira bem à minha frente; foi um choque. Sorria pra mim como se fôssemos grandes amigos. Ele realmente havia terminado o ensino médio e agora é oficialmente aluno do curso de Direito. "Esta aula será longa", penso com meus botões. Logo cumprimento a turma, me blindo com meu personagem e o sucesso é certo.

Após o intervalo, no segundo horário, já em outra turma, pude ver Rebeca na sala de aula em frente. Roger parecia participativo, mas a professora parecia fragilizada, desconcentrada. A aula não parecia fluir. Talvez eu devesse ter insistido na tentativa de respondê-la naquele dia. Talvez eu pudesse tê-la ajudado em algo, mas agora não é hora de ficar pensando nisso, volto para minha nova turma, me apresento oficialmente dando seguimento ao conteúdo.

Enfim, toca o sinal, me lembrando também que era o final de mais uma noite de trabalho. Ao sair no corredor pude sentir o vento fresco que vinha de fora. No pátio, havia uma comemoração de uma turma, que fazia algazarras e nem percebiam a tempestade chegar. A sala dos professores estava vazia, eu fui o primeiro a entrar, por ali ficaria por pouco tempo não fosse pelo cumprimento de Rebeca. Conversamos como adultos, afinal, estávamos na sala dos professores onde em breve estariam todos presentes. Aproveito a chegada dos colegas e me despeço imediatamente tentando colocar no rosto o sorriso do meu personagem já quase desfeito, mas sou interrompido pela professora enquanto cruzo o corredor principal.

— Francisco, preciso falar com você em particular.

— Olá, Rebeca! Que bom te rever. Em que posso lhe ajudar?

— Por favor, preciso que me ajude a tirar o Roger da minha casa.

— Mas o que aconteceu?

— Ele é louco! Ele me contou tudo que fez naquele dia para dormir com você.

— Mas por que ele te contou isso agora?

— Estamos morando juntos. Desde que marcamos o batizado dele e falamos sobre oficializar o sacramento do casamento, ele tem agido estranho. Enfim, ele me contou tudo sobre vocês. E quero me desculpar por ter te humilhado naquela ocasião e por tê-lo acolhido em minha casa. Foi de um jeito que, quando percebi, já estava muito envolvida. Não consegui voltar atrás.

— Mas Rebeca! Você sempre sonhou em casar e sabe que não sou homem para você. E vocês parecem felizes juntos.

— Não sou feliz! Tenho que sorrir para disfarçar que estou bem. Roger nem sonha que estou tendo esta conversa com você. Ele é psicopata, já não dirijo meu próprio carro, perdi meu cargo na igreja, enquanto que ele é membro de confiança, fazendo até pregações. Os líderes da igreja, todos o admiram. Não sei mais o que fazer. Para ele, é muito conveniente.

Os dois chegam ao estacionamento, mas o carro da professora não está, então ela liga para o futuro marido a fim de saber onde o mesmo se encontra.

— Oi, amor! Estou a caminho de casa, vi você conversando com seu amigo, então, imaginei que ele pudesse te dar uma carona, já que somos vizinhos.

— Roger, você é maluco! É o meu carro, você sabe que eu deveria ir com você.

— Relaxa, meu bem! Venha com o professor Chico. Até mais!

Ouço toda a conversa, e fico sem saber o que dizer à Rebeca. Ofereço-lhe uma carona e continuamos a conversa durante o curto trajeto até nossas casas. A chuva estava caindo de leve, havia pausas em nossa conversa regada de muito silêncio e dor. A professora parecia desolada, escondendo algo que insistia em querer sair, mas ela apenas balbuciava sem concluir as palavras, interrompidas pelas lágrimas.

— Rebeca, acalma-se! Respira e tenta me contar o que quer, sabe que não temos mais segredos. Você sabe tudo a meu respeito, não quero ser seu amigo, nem seu inimigo, gostaria apenas de poder entender para ajudar.

Uma história *borderline*

— Desculpa, Chico! Não consigo dizer mais nada!

— Certo! Chegamos. Quer que eu entre com você ou quer ir pra minha casa conversar um pouco mais?

— Chico, espera! Meu carro não está na garagem. Isso significa que Roger está por aí. Estou com medo. Vou ligar para ele.

— Está bem! Faça como preferir. Ele não atende?

— Não. Acho que ele não quer falar comigo hoje. Se não for te incomodar, podemos dar uma volta na rua? Não quero entrar, a rua está tão calma. Podemos comer ou beber alguma coisa.

— Sim. Vamos dar uma volta na quadra, talvez possamos tomar um suco em algum lugar.

Depois de rodar por um tempo, Rebeca já parecia mais calma. Foi quando resolvi estacionar em frente a uma lanchonete que costumávamos frequentar quando éramos noivos.

— Acha que podemos descer aqui?

— Chico, não me parece o melhor lugar. Mas é o que temos e o que vivemos já é passado. Podemos até relembrar, mas sem mágoas bobas, seremos bons amigos.

— Tem certeza que não vai me julgar nem me mandar para o inferno?

— Claro que não, seu bobo! Foi imaturidade minha. Hoje, entendo-te melhor, vamos descer.

— Calma, Rebeca! Aquele ali, na esquina do outro lado, não é o seu carro?

— Onde? Não vejo! Sim. É o meu carro.

— Mas será que o Roger está lá dentro?

— Desgraçado! Vamos até lá e veremos.

— Calma! Respira, por favor.

— Francisco, olha naquela mesa à nossa direita. É o Roger? E aquele não é o seu...

— Não estou acreditando, Rebeca. É o Guilherme! Mas...

— Os dois se conhecem? Será que...

— Gui não faria isso, se o conhecesse. Ele viu Roger há muitos dias, creio que não o reconheceria, ou não estaria ali com ele.

Os dois jovens conversavam e gesticulavam muito, parecia uma conversa descontraída, o que deixava Rebeca mais nervosa no momento. Eu tinha plena certeza de que Roger com sua lábia afiada estava enganando Gui e Rebeca. E agora o sumiço de Guilherme começa a fazer sentido. Ficamos no carro espiando. Não era possível compartilharmos aquele espaço neste momento. De repente um deles olha as horas no relógio de pulso, ambos se levantam e caminham juntos para o carro. Decidimos segui-los tomando os devidos cuidados, enquanto Rebeca decide ligar novamente.

— Roger, seu celular está tocando.

— Não é nada importante, Guilherme! Não vou atender.

— Mas, já tocou antes e você não atendeu. Está me escondendo alguma coisa?

— Claro que não, cara! Não enche.

— Para o carro, por favor! Para o carro, agora! Eu termino o trajeto a pé. Estamos perto de casa. Como eu fui idiota, Roger! É você o cara que vi com a professora Rebeca outro dia. Vocês são namorados. Para o carro, agora!

— Está bem! Quer sair do carro, então abra a porta e pula, e se você contar para Rebeca, eu te mato!

De repente, ao diminuir a velocidade para dobrar a esquina, dá para perceber que os dois jovens estão com os ânimos exaltados, quando vejo que a porta se abre, Gui então se joga do carro em movimento, rolando alguns metros. Parecia ter se machucado uma vez que fora muito lenta sua reação diante do que estava por vir.

Roger aproveitando-se da calmaria daquela noite de garoa, sem transeuntes, dirige mais uns metros onde para o carro conferindo pelo retrovisor, enquanto Guilherme está caído no asfalto, com marcas de sangue que escorriam da sua testa. Ele havia batido a cabeça no meio fio da calçada. Roger não notara que estávamos observando tudo e segue normalmente deixando sua vítima ao relento.

— Rebeca, o que faremos?

— Não sei. Estou trêmula, Chico! Vamos levá-lo a um hospital, avisar a família. Não sei. Faça alguma coisa!

Neste momento, pude tomar uma decisão com mais confiança em mim mesmo, descemos do carro para socorrer o garoto, mas Rebeca estava transtornada. Retornamos fazendo o percurso contrário ao de Roger, quando o avistamos entrar com o carro na garagem, saindo lentamente e adentrando na casa com tamanha frieza. Guilherme acorda nos braços da professora no banco traseiro do carro sem entender o que aconteceu. Estranhamente, o vejo pelo retrovisor interno, mirando Rebeca nos olhos, enquanto chama pelo meu nome. Meu coração salta no peito, começo a tremer, as lágrimas descem, eu as engulo, enquanto com uma das mãos ligeiramente o acaricio confirmando a minha presença.

— O que aconteceu, Chico?

— Não se recorda?

— Lembro-me de que estava com o Roger, depois saímos e discutimos no carro porque percebi a ligação da professora. Então, lembrei-me de quem ele é. Só recordo-me que queria sair do carro, depois, nada mais.

— Certo, Gui! Não force a sua memória. Tudo vai ficar bem. Acha que consegue ir pra minha casa ou prefere o hospital?

— Prefiro sua casa, professor! Por favor, não quero que meus pais saibam desse ocorrido, por favor.

— Mas Guilherme! Você está sangrando, sua testa tem um corte.

— Não é nada sério, professora Rebeca! Estou recuperando a memória. Eu acho que pulei do carro em movimento.

— Está bem, Gui! Você vem comigo. Mas, e você, Rebeca, o que pensa em fazer? Quer que eu entre com você?

— Não precisa! Obrigado, Francisco! Amanhã poderemos conversar melhor. Vou fingir que não sei de nada. E, hoje, Roger dorme no sofá.

— Tchau! Cuide-se.

Minha cabeça estava a mil por hora, eu estava perdendo o senso da realidade, minhas pernas estavam trêmulas, logo Guilherme iria perceber meu estado. Tento me controlar ao máximo, mas está cada vez mais difícil. Enfim abro o portão, ele já está consciente, mas com o olho roxo e a testa toda ensanguentada.

— Temos que dar um jeito nisso. Sua testa está destruída, Guilherme!

— Não exagera, Chico! Sei que você vai cuidar de mim. Com um analgésico e um curativo, vou ficar bem, desde que seja com você. Quero ligar para minha mãe, apenas para dizer que estou bem e que estou com você, pode ser?

— Claro, por favor!

— Obrigado, professor, pelo carinho.

— Enquanto isso, vou preparar o curativo e pegar um analgésico para amenizar a sua dor.

Enquanto tudo acontece como uma tempestade sobre nossas cabeças, eu e Gui colocamos a conversa em dia. Preciso entender como caiu nas garras de Roger. Claro, usou-se do charme, da boa lábia, e principalmente da falta dos pais, que, na verdade, já sabemos que não estão mortos, mas é uma história inventada com a pura intenção de sensibilizar suas vítimas.

Depois de tomar ciência dos fatos, veio a preocupação com Rebeca, não resisto e faço uma ligação. Rapidamente ela atende, e de fundo ouço Roger ameaçando-a caso estivesse escondendo algo. Penso que ele estava desconfiado. Rebeca não pode falar muito, de maneira natural se despede para passar mais verdades a seu companheiro, mas uma discussão se inicia, ela não resistiu e contou ao jovem que havia assistido a tudo. Ela está decidida a saber a verdade, ele nega e diz que Guilherme é o único culpado e que se jogou do carro porque queria ter relações com ele. Ouço tudo, há muito barulho, ouço gritos de socorro, Rebeca não aguentaria uma luta corporal. Roger a humilha, ameaça expor sua vida particular diante dos líderes da igreja, como se já não bastasse ela ter perdido o cargo de cantora oficial. Ouço tudo pelo celular que ela não desligara.

Preciso intervir, penso em como, o que fazer e num ataque de fúria, saio correndo descendo as escadas, passando pelo jardim enquanto já tenho acionado o controle do portão. Ouço um tiro, penso no pior e volto imediatamente até o carro para pegar minha pasta da faculdade onde normalmente deixo minha arma, então me dou conta de que a arma não estava lá: Rebeca havia aproveitado minha distração e levou-a consigo. Vou assim mesmo, apenas grito para que Guilherme feche a casa e o portão para ficar em segurança, mas ele também não obedece.

— Rebeca? Rebeca? Abra a porta, por favor, ou vou chamar a polícia!

— Ora, ora, seu amante chegou, vagabunda! Você gosta de namorar um viadinho, né?! Você precisa escolher melhor seus namorados, professorinha estranha.

Percebo pela conversa que ambos estavam vivos, mas alguém poderia estar ferido e poderia ser Rebeca. Enfim a porta se abre e vejo Roger com minha arma em suas mãos que imediatamente aponta em minha direção.

— Calma, Roger! Não faça nenhuma bobagem. Solte a Rebeca e vá embora! Assim, não te denunciaremos para polícia. Dou a minha palavra, solte Rebeca, por favor.

— O professorzinho agora quer cantar de homem? Olha só que bonitinho! Acha mesmo que vou acabar com a vida da professorinha? Em breve nos casaremos e tudo vai continuar conforme planejado: eu assumo os cultos nos domingos e, depois do casamento, ela retoma o seu ofício de cantora. E, assim, fica bem para todos nós. Você deveria ir ver minha pregação na igreja, não acha Francisco?

— Sim. Irei. Mas solta ela, por favor! Tire essa arma da minha cabeça.

Roger tira o pente da pistola e joga no sofá, que alívio para todos nós naquele momento, Rebeca escapa das garras do criminoso e corre para a porta de saída onde se assusta com Guilherme que assistia a tudo, gravando com o celular o acontecido.

— Guilherme, o que está fazendo aqui?

— O que esse moleque está querendo? Quer morrer desgraçado? Pensei que já estava fazendo companhia ao diabo, no inferno.

— Mas não estou e gravei tudo que você fez! Suas ameaças, enquanto mantinha a professora sob o seu domínio.

Outra vez, Roger municia a arma, a situação piora para todos, peço para que Gui volte para minha casa, mas ele está incontrolável. Roger dispara outra vez para o teto e se aproxima cada vez mais de mim, sinto que é minha hora de dar adeus, eu que sempre acreditei que me daria um tiro na cabeça, talvez agora o recebesse. Me jogo sobre o rapaz numa luta corporal desigual, houve outro disparo, neste momento consigo tomar-lhe a arma, e o coloco sob minha mira. Penso logo em meter-lhe uma bala na cabeça, quero fazê-lo, mas vejo que Rebeca está ao chão e muito sangue está vertendo do seu peito. Gui também está ferido, o projétil atravessou o peito da professora e se alojou no ombro dele, que mesmo assim não parava de filmar. Rebeca ainda consegue balbuciar algumas palavras, a polícia chega imediatamente tirando-me a arma das mãos e assumindo o controle, enquanto corro para ouvir Rebeca em suas palavras finais: "perdoe-me, se te causei algum mal, te julguei errado, me perdoa Chico e fique com Gui, vocês se amam, e quanto a mim, você tinha razão, eu também..."

— Rebeca? Rebeca? Volte aqui! Não nos deixe, meu amor! Por favor, aguente firme.

Enquanto aperta a minha mão e com a voz quase inaudível, ela conclui:

— O Guilherme te ama. Eu também sou *igual* a vocês.

Então ela fecha os olhos, confidenciando a mim seu segredo, nesta trágica despedida. Restam apenas lágrimas, Gui e eu nos abraçamos ao corpo ensanguentado, sucumbido, estirado ao chão.

Atualmente, todos os sábados vamos ao túmulo e deixamos flores como presentes para a nossa eterna e querida amiga Rebeca, que agora teremos como madrinha, que mora no céu, de onde há de abençoar nossa união que enfim aconteceu.

A família aumentara, os pais de Guilherme estão sempre conosco, e também participam dos nossos rituais no túmulo da professora, em cuja lápide cravei o epitáfio: *hoje, aqui descanso, amanhã será diferente...*

Com amor, Francisco.